薪火集

——全国名中医丁书文
教授医案医话

焦华琛 ◎ 编著

U0302588

山东城市出版传媒集团·济南出版社

图书在版编目（ＣＩＰ）数据

薪火集：全国名中医丁书文教授医案医话／焦华琛编著.
—济南：济南出版社，2020.12
ISBN 978 - 7 - 5488 - 4331 - 3

Ⅰ.①薪… Ⅱ.①焦… Ⅲ.①医案—汇编—中国—现代
②医话—汇编—中国—现代 Ⅳ.①R249.7

中国版本图书馆 CIP 数据核字（2020）第 271586 号

薪火集——全国名中医丁书文教授医案医话

出 版 人　崔　刚
策　　划　郭　锐
责任编辑　侯建辉
封面设计　曹晶晶
出版发行　济南出版社
地　　址　山东省济南市二环南路 1 号（250002）
编辑热线　0531 - 86131729
印　　刷　天津画中画印刷有限公司
版　　次　2021 年 5 月第 1 版
印　　次　2024 年 1 月第 2 次印刷
成品尺寸　170 mm ×240 mm　16 开
印　　张　10.25
字　　数　200 千
定　　价　52.00 元

序

丁书文教授是全国名中医，亦是我的挚友，多年共事，他的人品、学品堪称后代学生之楷模。作为医林高手，多年来，他在中医药治疗心血管疾病的理论和临床方面潜心研究，开拓了一片新天地。

中医中药是中华民族的文化瑰宝，历经千年，为中华民族的繁衍兴盛做出了巨大贡献。薪火相传，悬壶济世，大医精诚，中医药要传承发展，要守正创新，必须有新老传承、医门传薪的过程。丁书文全国名中医工作室自 2009 年成立以来，在名老中医经验总结和整理方面做了大量工作，此次将丁书文教授临床医案医话撰写成书，奉之于世，对于中医工作者和中医爱好者来说堪为幸事。

本书对丁书文教授的代表性学术观点"心系疾病热毒理论"做了系统介绍，这一理论是丁书文教授逾 50 年临床经验的总结与升华，在此基础上，本书总结了丁书文教授在心悸治疗领域中医诊疗特色，阐释了心悸痰火学说的内涵与外延，均具有重要的学术价值。同时，本书整理了丁书文教授的 80 多个医案，全面展示了丁书文教授对心系常见病、多发病的丰富临证经验。临床医案既体现了丁书文教授高超的临床水平，严谨的治学态度，科学的辨证方法，也表现了他在教书育人、知识传承上毫无保留的奉献精神。

本书是丁书文全国名中医工作室的李运伦教授及其团队成员数年来跟师学习的经验总结，充分展现了他们的学习心得以及对导师学术思想的理解和继承。本书的出版，必将激励后学以丁书文教授之精神为榜样，以大医精诚之要求为目标，不断进取，永攀高峰，为中医中药的传承创新做出更大的贡献！

山东省医学科学院原院长、博士生导师

郭伟星

目　录

第一章
硕果累累 医林珍奇
——丁书文教授学术成果、学术著作

　　丁书文教授在中医心内科领域耕耘50余年，研究领域覆盖心内科的常见病、多发病，特别是在心律失常、冠心病的治疗上，有独到的诊疗特色。他初步提出并构建了心系疾病的热毒理论，应用传统抗疟中药治疗心律失常，将清热解毒引入心系疾病治则治法，对多种药物有创新的理解和应用，形成了特色鲜明的理论体系。

第一节　心律失常：
气虚为本，痰火热毒为标

（一）心律失常：虚实夹杂

丁书文教授辨治心律失常时常以气虚痰火立论。他认为，但凡疾病发生，均有正气虚的因素在内。《素问·评热病论篇》中所说的"邪之所凑，其气必虚"，即指正气充沛，抵御外邪的能力较强，不易发病；正气不充，不能御邪于外，邪气入里，阴阳失调，最终发病。因此，在心悸的发病过程中气虚是根本因素。心主血脉，心气不足，推动无力，留而成瘀，阻于脉络，血行不畅，变生水饮，即"血不利则为水"。此外，外感六淫、内伤七情、饮食劳倦、不良嗜好等导致脏腑功能气血津液代谢失调，也易使体内水饮积聚，停留于内，日久炼液成痰，化热化火，痰火内炽，煎灼营阴，发为心悸之证。

心悸的病理性质有虚实两端，属虚实夹杂之证，缓解期以正虚为主，发作期以标实为主。痰随火生，火随痰行，上干心神，心神不安，则诸症变生。痰火扰心，神无所舍，心神不安，则心悸心烦，失眠多梦；痰热壅阻胸中，气机不利，胸阳不展，故胸闷；痰热内阻，清气不升，浊气不降，可见口干口苦，头晕，舌红，苔黄腻；痰热阻滞，经脉不利，脉气不相接续，则脉促、结、代。

可见，在心悸的发生过程中，"火"是一个重要的环节。丁书文教授常言："火不是一个笼统的概念，有郁火、相火之分。"中医学中，"郁火"的含义有三：一为六淫之邪侵入人体后郁滞日久，从阳化火化热；二为体内病理产物，如瘀血、痰饮水湿、食积等郁滞，日久化火；三为情志过度，忧思气结，郁久化火。此为"郁火"之三端。相火理论同样源远流长。《素问·调经论篇》中对于内热是这样论述的："有所劳倦，形气衰少，谷气不盛，上焦不行，下脘不通，胃气热，热气熏胸中，故内热。"这说明"内热"之因是脾胃之气不充盛。丁书文教授认为，随着国家安定和人民生活水平的提高，大众的饮食结构和生活环境发生改变，痰热、阳热等热性体质者日益增多，超重和营养过剩成为普遍现象，加之不良嗜好，过用烟酒、肥甘厚腻，使内生邪毒多从热化。因此，在郁火的发病机理中，以第二、三方面的病理因素为主。

丁书文教授推崇明代医家龚居中及其代表作《红炉点雪》。在该书中，龚居中论述痰火证时，对痰火证的本质作出这样的阐释："疾病总是有先有后，有标有本。火为痰之本，痰为火之标。"关于病因，他提出了六个字核心，即"水亏火炽金伤"。丁书文教授常言："古代之人，饥寒交迫，食不果腹，虚证、寒证常见。现代人体质较以往变化很大，痰湿、痰热者甚众，心系疾病中夹杂痰饮证者占了很大的比例。所以对形体肥胖、胸闷憋喘兼滑脉者的治疗，一定要兼顾健脾消痰。"

（二）抗疟中药引入心律失常治疗

1994 年，丁书文教授在山东省科委立项中医药抗心律失常的研究，同时进行"心速宁""复心宁"新药研制。心速宁方主要针对痰火扰心型心悸，作用清热化痰止悸，临床应用取得了很好的疗效。

后来，丁书文教授开始对心律失常治疗药物进行筛选，希望能够选出治疗心律失常的特效治疗药物。当时，在不发达国家中，疟疾仍是主要流行病之一，用于治疗疟疾的主要药物——奎尼丁，是从一种植物金鸡纳树的树皮中提取的，临床上也用于治疗心律失常。受此启发，丁书文教授发现一些传统抗疟疾药物具有抗心律失常作用，在心速宁方的基础上进行拆方，选取其中的青蒿、常山两药进行研究并付之于临床应用。

1998 年，"传统抗疟中药青蒿、常山抗心脏过早搏动的研究"立项为国家中医药管理局项目。经过 3 年研究，总结了青蒿、常山对早搏的疗效：临床研究观察了青蒿、常山制成的青山健心片对 200 例心脏早搏患者的临床疗效，试验结果是青山健心片组临床综合总有效率为 79.5%，心脏早搏总有效率为 81%，中医证候总有效率 86%，24 小时动态心电图记录早搏数由治疗前的 337.05 ± 371.33 次/24 小时减少为 241.27 ± 256.13 次/24 小时。实验研究了青山健心片对乌头碱、垂体后叶素、氯化钡所致大鼠快速心律失常的保护作用。通过实验动物心律失常潜伏期、心律失常持续时间及动物死亡率等指标的观察对比分析，证实了青蒿、常山对乌头碱及氯化钡所致大鼠心律失常具有明显的保护作用，对垂体后叶素造成大鼠急性心肌缺血所致心律失常有明显保护作用及较好的抗心肌缺血作用。

为了深入研究青蒿、常山抗心律失常的机制，2003 年，丁书文教授申请国家自然科学基金项目"传统抗疟中药青蒿、常山抗过早搏动的研究"，获得立项。该项研究是在国家中医药管理局课题的基础上对青蒿、常山的进一步挖掘。3 年期间丁书文教授指导进行了多项实验，最终获得了青蒿、常山抗心律失常的第一手资料：对冠脉结扎所诱发犬急性心肌缺血所致的心律失常，给药后 30 min 青蒿常山组室性早搏次数开始减少，给药后 60 ~ 240 min 该组室性早搏次数显著减少，提示青山健心片对室性早搏有明显的治疗作用；应用膜片钳技术研究青山健心片对豚鼠心室肌细胞钙及钾电流的影响，实验结果是青山合剂低浓度（1 和 10 mg/ml）对 L – Ca 无明显作用，40 mg/ml 对急性分离的豚鼠心室肌细胞 L – Ca 电流有明显的抑制作用，但对 Iks（缓慢激活的延迟整流钾通道）电流及其尾电流（Iks tail）的作用不明显。实验表明，由传统抗疟疾中药青蒿、常山抗心脏早搏作用机制可能是通过影响心肌细胞中的钙通道实现的。

丁书文教授将快速性心律失常归结为痰火学说，更创造性地将传统抗疟中药青蒿、常山引入心律失常的治疗，实为多年临证心血结晶。研究表明，传统抗疟中药青蒿、常山有确切的抗心脏早搏的作用，痰热火毒是早搏的重要病机，清热解毒化痰是针对热毒结心证心律失常的一种有效治疗方法。

丁书文教授治疗早搏以清热化痰法为主，将黄连、半夏、苦参、青蒿等制成"心速宁"胶囊，临床研究证明其有确切的治疗早搏作用。2005 年"心速宁"胶囊获国家准字号新药证书。2010 年，"心速宁"胶囊正式上市。1998 年"心速宁胶囊治疗快速性心律失常的临床及实验研究"获山东省科技进步三等奖。

第二节　冠心病：
本虚标实，热毒阻络

20 世纪 90 年代，丁书文教授独树一帜，提出心血管疾病的热毒学说，以心系疾病为研究切入点，从热毒的病因病机、临床表现特点，以及防治原则、方药应用等方面进行了深入研究，初步形成了热毒学说的框架。后又将这一理论广泛应用于高血压病、冠心病、心肌梗死、冠脉支架搭桥术后再狭窄、高脂血症、心肌病、慢性心力衰竭、心律失常等疾病的临床治疗，取得了新的进展。他根据多年研究及临床经验，提出气虚血瘀热毒是诸多老年性疾病如心脑血管病、肿瘤、糖尿病等的共同病理基础。丁书文教授根据现代自然环境及社会环境的变迁、生活工作现状的改变、饮食结构及疾病谱的变化，结合多年临床经验，提出热毒结胸是冠心病、高血压病、高脂血症等常见心血管疾病的主要病机，创新性地提出心系疾病的热毒论新观点，对急性心肌梗死、不稳定心绞痛、介入治疗后再狭窄、心肌病等创意应用补气、化瘀、解毒三联疗法。

丁书文教授认为，冠心病的基础病机为痰瘀交阻、热毒内阻、脉络受损。络脉具有灌注气血津液、贯通营卫的功能，络中之血瘀、痰浊均属于有形实邪，阻碍气机，日久化火，热毒伤及心络，耗劫营阴，心脉失养，不通或不荣则痛，发为胸痹。丁书文教授运用清热解毒治法，对动脉粥样硬化、高血压病、冠心病、过早搏动、病毒性心肌炎等进行系统科学的临床及实验研究，有关项目列入国家自然科学基金项目及省中医药管理局课题，指导完成了多届硕士、博士研究生毕业课题及博士后课题，发表相关论文多篇，从而对心系疾病中的热毒学说在上述疾病中进行系统深入的总结。在辨证施治原则下，研究心系疾病热毒形成的病因、病机、证候特征、辨证方法，以及针对热毒证的有效方药，并在长期的临床中不断实践验证，同时进行系列实验研究，深化了对疾病本质的认识，成为指导心系疾病治疗的实用性较强的应用理论，这也就是科研课题所倡导的"从临床中来，到临床中去"，是一个临床提供思路，理论反哺临床的过程。心系疾病热学说的核心是重视热毒对人体健康的危害，积极应用清热解毒的方法，预防治疗心系疾病。它是对心系疾病病因病机的新阐释。

丁书文教授集多年冠心病研究经验，研制了新药"正心泰片"，1996年，"正心泰片的研制"获国家中医药管理局科技进步三等奖，1999年"正心泰片"获新药证书。2006年，"清热解毒法在血管疾病中的建立与应用"获山东省自然科学奖三等奖。

第三节　高血压病:
从实论治，虚实夹杂

　　丁书文教授提出，现代人的生活环境和生活方式较古人已经有了很大变化，人的体质也多有不同，得病的虚损证候较古人大为减少，反而是邪实表现日益突出，因此老年高血压多实证。在高血压病中，丁书文教授认为最重要的病因是热毒内盛、瘀血阻络。针对热毒、血瘀，清热解毒、活血化瘀是重要治法。高血压病的主要病理为心肝火旺、痰瘀互结、热毒内盛，治疗应以泻肝清心、活血祛瘀、清热解毒为主，常用药物有黄连、黄芩、钩藤、野葛根、川芎、当归、泽泻等。

　　高血压病初期多与起居失宜有关，或多静少动，或饮食偏嗜，或形体肥胖，造成心肝两旺，热极生风，上冲颠顶，清窍蒙蔽而失养，症见眩晕头痛。在疾病发展过程中，风、火、痰、瘀、虚为疾病的五个主要病理因素，之间相互影响，火热痰瘀胶结难解，日久邪毒内生，浸淫血脉，损及脏腑及脉络，造成数证并发，体现了热毒的致病特点。

　　由此丁书文教授研制了用于治疗高血压病的黄连清降合剂。实验证明，该合剂除了能降低自发性高血压大鼠的血压，呈明显的时效、量效关系外，还能降低血浆内皮素表达、升高血清 NO（一氧化氮），并调节二者的平衡，具有明显的抗氧化、抑制脂质过氧化、抗炎症因子损伤的作用，以及降低血浆血管紧张素 II 的水平，抑制肾素 – 血管紧张素系统（RAS）的活性，抑制主动脉壁 bFGF（碱性成纤维细胞生长因子）和 KI – 67（增殖性抗原）等生长促进因子的表达，减轻血管损害，逆转心脑损伤，从而从整体、细胞和分子层次上揭示了本方抗高血压的作用机制。黄连清降合剂被应用于临床，目前已成为山东省中医院院内制剂。

　　1998 年丁书文教授主持研究的"脉和降压膏穴位贴敷治疗高血压病的临床及实验研究"获省教委科技进步三等奖。

第四节　饮酒与血栓发病的关系

中国是酒文化历史极其悠久的国家，在以往的学术观点中，对饮酒与血栓发病的关系争论比较多，一直缺乏科学的、全面的数据。2000 年，丁书文教授开始系统研究饮酒与血栓发病的关系，"饮酒与血栓"立项为国家自然科学基金面上项目。

研究纳入 1013 例住院患者，入选标准为心肌梗死或脑梗死患者，两病同发的也作为入选患者，主要研究内容为患者饮酒量与中医证型分布间的关系。

研究利用多元逐步回归和分组比较的方法，结果发现瘀血证积分随饮酒量的增加有下降趋势，提示饮酒可能与瘀血证发病率降低有关，但无法得出饮酒能防止瘀血证的结论。长期、大量饮酒的患者湿热证积分明显增高。因此推断，饮酒易使人体质变成湿热质，湿热中阻是心系疾病的基本病机之一，限制酒精的摄入量有助于降低心系疾病发生率。

第二项研究纳入了 592 例男性患者，纳入患者均罹患心肌梗死或脑梗死，也有患者两种兼有。根据每日饮酒量的大小进行分组，观察并分析饮酒量与患者甘油三酯、总胆固醇、血糖、血压间的相关性。结果发现，在少量饮酒患者群中，总胆固醇、甘油三酯水平与不饮酒者相比没有下降，高密度脂蛋白也没有升高；在大量饮酒者中，总胆固醇有下降的趋势；单纯中、大量饮酒能使血糖降低，而合并吸烟则使这种作用消失；在吸烟人群中，少量乙醇摄入也能升高血压。故饮酒与吸烟两种不良嗜好同时存在时，有明显的致高血压作用。

第五节　科技转化成果

丁书文教授非常重视中医药科研成果的转化，研制开发的正心泰片、正心泰胶囊、心速宁胶囊、复心宁胶囊等 4 个新药均已上市多年，经过了临床检验。人参健心胶囊、复方青山健心片等多个常用方已经成为山东省中医院院内制剂，创造了良好的经济效益和社会效益。

丁书文教授曾主持国家自然基金课题两项，国家中医药管理局课题一项，其余各级课题多项；获山东省自然科学奖三等奖、山东省科技进步奖三等奖等各级奖项 6 项；发表论文 30 余篇；主编参编著作 9 部，其中主编《中医临床实践与进展》《现代新药与检查》《心系疾病热毒论》3 部，副主编《内科学》《临证经验荟萃》2 部，参编全国高等中医药院校教材《中医内科学》及国家药品监督管理局主编《中药新药临床研究指导原则》等 4 部。

丁书文教授从事心血管病领域研究逾五十年，孜孜不倦，硕果累累。吾后辈当奉之为楷模，学习丁书文教授勤勉不倦的治学态度和严谨务实的治学风范，加之吾身，时时自省。

第二章
心系疾病热毒论概说

丁书文教授从事心系疾病的研究五十多年，形成了特色鲜明的学术观点——"心系疾病热毒"学说，其对心系疾病中热毒的定义、病理特点、病理性质、疾病转归等各方面进行了总结阐释，临床实践，效果甚佳。

第一节　毒的内涵

　　历代医家将毒分为内毒、外毒。心系疾病中的毒，多为内毒。内毒与情志失调、饮食不节、劳逸失当及年老体衰有关，因邪气蓄积，胶结壅滞于脉络所致。它们互为因果，推动病情不断进展。毒邪侵袭脏腑，产生有毒物质损伤气血、经络，气血经络失养，阴阳偏盛偏衰，这即是所说的"无邪不有毒，热从毒化，变从毒起，瘀从毒结"。总而言之，毒，是一种有害物质，性质胶结壅滞，会导致病势缠绵难愈。

第二节 毒的特征

毒邪的特征：

1. 猝然而发，变证多：心血管疾病多起病急，传变快，病势重，变证多，预后差。如真心痛，夕发旦死，旦发夕死；高血压病之中风眩冒，忽不知人；怔忡时发时止，重者伤人性命。

2. 胶结黏滞，病程缠绵：毒邪常与痰湿火热诸邪胶结黏滞。清代伤寒名家何秀山说："火盛者必有毒。"邪不结难以成毒，毒邪内盛，痰火偏亢，两者相挟为病，使毒邪进一步深入，邪毒胶结更加明显。毒邪最易与火相兼，毒盛火炽，郁而化火。

3. 虚虚实实，错综复杂：毒邪蕴于体内，热毒瘀结，痰火壅滞，使得病邪深伏血络，缠绵难愈；同时火毒耗伤气血，灼伤津液，损伤脏腑。虚虚实实，顽恶难愈。

第三节　热毒论病因病机

中医认为"天人相应"，人的生理功能、病理变化与天地之气、社会环境息息相关。当今内外环境，包括自然环境、社会环境、生活条件，与古代相比发生了巨大变化。气候转暖，病毒变异，环境污染，酿生毒邪；社会安定，营养过剩；不良嗜好，过度安逸，疏于运动；社会节奏加快，精神压力增大，心理负担加重，以上因素导致现代人的体质、病理生理特点、疾病传变都与古人有很大不同，表现为瘀滞证、热毒证多，虚症、寒证少。

近30多年来随着全球工业化进程的不断发展，空气、水源污染严重，全球气候变暖，自然界阳热毒邪导致机体阳气妄动，气有余则为火。夏天使用空调冷气，室内外温差大，体内阳气不能顺应天时而外达，内郁于中，进而化火；冬天主收藏，本应封闭收藏才能腠理致密，阳密乃固，而如今外界因素对人的自然平衡影响较大，腠理不密，阴津易散，阴虚火旺。

心主血脉，主神志。当今工作压力增大，社会竞争激烈，人的情绪波动比较大。《脾胃论·安养心神调治脾胃论》说道："夫阴火之炽盛，由心生凝滞，七情不安故也。心脉者，神之舍，心君不宁，化而为火，火者，七神之贼也。故曰阴火太盛，经营之气不颐养于神，乃脉病也。神无所养，津液不行，不能生血脉也。心之神，真气之别名也，得血则生，血生则脉旺，脉者神之舍，若心生凝滞，七神离形，而脉中唯有火矣。"具体来讲，就是欲念丛生，欲求过旺，相火妄动；或所欲不遂，肝气郁结，郁而化火；或心情浮躁，急躁冒进，肝火亢盛。火为热之渐，心与之相属，火气通于心，心主神志，为君主之官，五脏六腑之大主，情志妄动皆可扰乱心神，内化为火。

随着生活日渐优渥，过食肥甘厚腻，易聚湿生痰，化湿生热；或过食辛香，化燥生火。《医方论·消导之剂》云："多食辛辣则火生……多食浓厚则痰湿俱生。"《素问·经脉别论》云："食气入胃，浊气归心，淫精于脉。"食物经脾胃作用后，其精微部分归养于心脉，既可滋养阴血助阳化气而有利，也可化生痰浊而为害。血中脂浊凝塞，阻碍气机，郁而化热，热伤心络。

由于经济条件的改善和健康观念的更新，人们对健康水平和生活质量提出了更高的要求。伴随着这种需求，保健食品随之兴起。保健品多为温补性质的药食，性味辛温，擅长走窜，久服易生内热。目前治疗胸痹心痛多用温阳益气、活血理气等辛香燥烈之品。《局方发挥》云："不思香辛升气，渐至于散，积温成热，渐至郁火；甘味恋膈，渐成中满，脾主中州，本经自病，转化失职，清浊不分，阳亢于上，阴微于下……"长服久服温燥之品，易助内火，生内热，促使体质向实热转化。

工业化带来的高机械化程度，使人们从大量体力劳动中解放出来。工作环境变化，多卧久坐，或多静少动，疏于运动，久而久之体内气机郁滞，郁而化火。人体的阴阳消长与四时节气、昼夜晨昏等息息相关。"阳生阴长，阳杀阴藏"，符合自然规律方能"阴平阳秘，精神乃治"。若作息失调，起居无规律，不能适应自然界昼夜晨昏阴阳变化，必然引动阳气，妄动为火，或耗散阴津，化热化火。另外，不良嗜好也易助长内热。《罗氏会约医镜》载："酒者，水谷之精，其性热，其气悍，无所不至……助火乱兴，诸病萌焉。"《本草纲目》曰："酒……生痰生火，烧酒纯阳，毒物也。"《医门棒喝》云："烟为辛热之魁，酒为湿热之最。"

多种因素造成内火上炎，火热之邪扰乱心神。火邪伤人，最易伤心。心主血脉，火邪阻于心脉，从而损伤心与脉络。《素问·阴阳应象大论》中说："南方生热，热生火，火生苦，苦生心……"《素问·至真要大论》曰："火热受邪，心病生焉。"《圣济总录》云："大抵心属火而恶热，其受病则易以生热。"因此火热之邪多与心联系密切。火热之邪伤人，最易入心，心火内炽，心君不宁，发为诸症。

心火亢盛的病机虽总病机为"亢盛"，但亢盛之火可由虚致，可由实致。既可外感，也可内生。外感六淫火毒之邪内侵，邪热入血，或外感六淫之邪，久郁于内，从阳化热，心火亢盛；素体阳盛，易化热化火，伤阴耗液，即所谓"气有余便是火"；五志过极，七情内伤，气机郁滞，郁久亦可化热，如肝郁化火；痰浊、瘀血内阻，加之饮食不节，脾胃运化失职，生痰化火；阴虚于内，阴虚火旺，肾阴不足，水火失济，肾水不能上承心火，心火独亢于上。

　　心系疾病多病势缠绵，愈演愈烈，或猝然加重，甚则朝发夕死，体现了毒邪致病的特点。火热郁积成毒，或合并血瘀、痰火之毒，相互搏结，是心系疾病错综复杂、突发易变和缠绵难愈的病理原因。

第四节　热毒论临床表现特点

热毒在心系疾病中主要表现以下特点：

1. 病情复杂。胸痹、眩晕等病多发于中老年，平素多以胸闷、胸痛、头晕、口干口苦、舌红苔黄厚、脉滑数、沉迟无力为主症。往往虚实夹杂，累及心、肝、肺、肾等多个脏腑，病情变复杂。

2. 凶险多变。毒邪阻于脉中，伤及心络，或猝然心痛，旦发夕死，或胸闷气短；毒邪伤心，可猝发心悸，心颤难止，致人昏迷；热毒化风，心悸时发时止，来去无常；毒邪扰乱气血，气血上逆冲脑而中风偏枯。

3. 顽固难愈。胸痹心痛、眩晕、心悸怔忡等病缠绵难愈，病程长，皆为毒邪与热痰瘀邪胶结壅滞之故。

第五节　心系疾病热毒证诊断依据

　　热毒的发生发展受环境因素影响，可在湿热体质、过食肥甘厚味、不良生活习惯基础上，因脏腑阴阳气血失调而逐渐产生；也可能在气滞瘀血痰浊等病理产物基础上化生；或疾病复杂难治，多种疾病聚于一体而致；或诊治用药不当，误用大量辛热药物等而发。所以，热毒是一个从无到有，由小到大，由隐伏到显露，由量变到质变的较为漫长复杂的变化过程。一种有毒药物最初不易从外观表象确认，只有在人体产生了中毒表现才能确定。

　　因此，热毒证初期一般无明显症状表现，但到了热毒严重阶段，病机错综复杂，虚实真假难辨，甚而表现大实如羸状，至虚有盛候，因此，单靠症状学尚不足以完全准确判断出热毒病机病症。现在，我们试从整体、从病症结合层面、从病症发展预后等方面提出热毒证诊断的框架依据。在临床上具体运用还需要细致洞察，谨慎把握。

　　1. 初期无明显症状表现。

　　2. 中后期可有以下临床表现。

　　（1）病情严重，如冠心病胸闷憋气、胸痛心悸等频发，程度剧烈，难以终止；高血压病极高危；严重或恶性心律失常；心脏扩大、心肌肥厚等。（10－20分）

　　（2）病机复杂，气阴两虚、血瘀痰浊、湿热等相互交织，错综复杂。高血压病、高血脂、冠心病、糖尿病、中风等多病于一体。（15－25分）

　　（3）病史较久，常规辨证施治疗效不佳，病情不断进展，逐渐出现面色晦暗虚浮，下肢或全身浮肿，心脏扩大、复杂严重心律失常、心力衰竭等心脏疾病中晚期全身衰竭表现。（20－30分）

　　（4）口干口苦、体胖腹大、大便秘结等内热症状。（0－5分）

（5）多见于阳亢或湿热体质之人。（有10分，无0分）

（6）舌红暗、淡紫、淡胖，苔黄厚腻或少苔少津，脉象弦滑数或沉细弱结代等。（7－10分）

判断标准：前三项为必备，计分50分以上判定热毒证。

第六节　热毒的治法

1. 清与解

热毒之邪，势有深浅，治法不同。在表、在上之热毒，毒壅阳络，病情尚清浅，宜用清解之法。

清法是使用寒凉清热药以清除内热的方法，具有清热、泻火、凉血、祛暑、解毒等作用。药物性味辛寒或苦寒，能清内火，散内热，清热解毒，固护营阴。"清透"原是针对温病所设的一种治疗方法。寒凉药物能够有效祛除内火，在清热的同时加入些"轻清"芳香宣透之品，使在内之邪由深出浅、由里向外透散而出。

叶天士在《外感温热篇》中说："大凡看法，卫之后方言气，营之后方言血。在卫汗之可也，到气才可清气，入营犹可透热转气……入血就恐耗血动血，直须凉血散血……"温病邪在气分，如不能透邪外出，往往向营分进展，此时宜清热凉营，养阴透热，称之为"清营透邪法"。叶天士的"透热转气"疗法是指在清营分的药中加入轻透清热之品，如连翘、双花、竹叶等，使营分之热转出气分而解。透热转气不能误解为简单地运用辛散升浮之品，而是应在清透的同时使用凉血解毒之品固护营阴。

除透热转气之法，火郁发之也是清解法中的重要方法之一。

"火郁"一词最早见于《内经》。《素问·六元正纪大论》中首次提出"五郁"之说，其中即有"火郁"一说。刘河间在《素问玄机原病式》和《伤寒直格》中，首次阐明火郁的病机理论，描述了火郁的证候表现，详释了"火郁发之"的治则，说明了治疗火郁的选方用药。"火郁发之"就是因势利导，通过宣发的方法，使郁热外达，达到气机升降开合的协调，恢复阴平阳秘的状态。

清热解毒法适用于在表、在上、在外之热毒，常用方选葛根芩连汤、黄连解毒汤、清宫汤、四妙勇安汤等。

2. 排与泄

当邪热内侵，热毒浸淫于内时，清解法已经不适合疾病发展的态势，此时应该采取排与泄的方法。

丁书文教授认为，排与泄有异有同。同者，都属于清解热邪的方法，不同之处，泄者，泄热排毒，适用于在内、在下焦热毒之邪，不一定通过肠道排泄的途径才能达到清的目的；而排者，利尿通便，是毒邪排泄的出路。

广义的泄法是指疏散、排泄病邪的方法，如排痰、通便、利尿、发汗等。狭义的泄法是指排泄法，即通大便，利小便。柳宝诒在《温热逢源》中这样论述热陷心包证："凡遇此等重证，第一先为热邪寻出路，如在经者从斑汗解，在腑者从二便出是也。"狭义的泄法是指以苦寒降泄的药物为主，佐辛开升散之品，以泄热化湿、达邪下行之法，清除下焦之邪毒，也叫"苦泄"法。

"苦泄"首见于叶天士的《温热论》，所论为痰热内结、中焦气郁之痞满结胸证或湿热阻滞中焦证。湿热并重之证，应在开肺祛湿基础上加用苦泄之品。毒邪大多具有火热、秽浊的特点，毒热炽盛于内，正邪相争剧烈，用药以寒凉解毒为主。苦寒药解毒之力强，如黄芩、黄连、栀子、生大黄、白头翁、青黛、大青叶、连翘、板蓝根等。

对于在内、在下之热毒，使用清解、宣通的方法已经不奏效，而需导热下行，或在中下焦以清热药泄热，或通过排法，导热由二便而出。常用方选导赤散、大黄泻心汤、凉膈散等。

3. 调与补

调法是指机体本身因为病机因素的作用产生气血阴阳的偏颇，通过调节的方法，使人体气血阴阳恢复平衡，达到阴平阳秘的状态。

对于热毒为患，使用调理法主要有理气、化瘀、化痰三法。

气为血之帅，气机的升降出入推动着血液正常循行。因此，心作为君主之官要发挥正常功能首先依赖于气机通畅。气机失调，气血失和，脏腑功能紊乱，百病丛生。治疗时利用理气活血法就可调整脏腑功能活动，使其从病理状态转至正常生理状态，从而达到治愈疾病的目的。气机顺畅，血自通达，这在心系疾患中尤为突出。理气主要指理上、中焦之气和胸中之气。心系疾病与宗气、胸中之气关系密切。柴胡疏肝散、逍遥散之属可疏肝理气，条达气机。

活血化瘀法是应用具有调畅血行、消散瘀滞的药物，以消散、攻逐体内瘀血来治疗瘀血病证的方法。活血化瘀法是心系疾病治疗中特色鲜明的治疗方法。自清代王清任在《医林改错》中确立瘀血学说后，活血化瘀法在多种疾病的治疗领域都有广泛应用。心血管疾病多本虚标实，心气虚，气虚不能行血，日久痰瘀阻络，虚实夹杂。患者多心脉痹阻，不通则痛，治疗时活血化瘀法贯穿始终。运用活血化瘀法，理气活血，调达气血。疏通气血及经络，通则不痛；活血补血益气，补充气血生化之源；活血理气，气行血行；活血养阴，抑制血液凝聚；活血助阳，温阳利水行血。各配伍均协助活血化瘀之法。桃红四物汤、血府逐瘀汤为心血瘀阻之常用良方。

痰是津液的变异和转化，既是疾病过程中的病理产物，又是引发疾病的重要因素。《仁斋直指方》中曰："夫痰者，津液之异名。"任何与津液代谢相关的原因和疾病均可导致痰浊的产生。《圣济总录·痰饮门》曰："水之所化，凭气脉以宣流……三焦气涩，脉道闭塞，则水饮停滞，不得宣行，聚而成痰。"如先天禀赋不足或气虚，可聚湿生痰，气滞可停津为痰，而六淫、七情、饮食等因素可致气郁，使脏腑功能失司，不能气化津液，而致痰邪形成。如脾失健运，三焦气化失司，脾胃转运失职，上不能通达于肺，难以通调水道，下不能助肾，使津液输布、排泄失常，水湿停聚为痰、为饮、为湿，这些病理产物凝聚不除，久之阻碍气血运行，或由于邪热灼津，凝结成痰，痰阻脉络，邪郁内聚，则成痰浊内阻证。运用化痰方剂，燥湿化痰，清热解毒，心脉得畅，诸症自除。方选二陈汤、藿朴夏苓汤等。

除理气、化瘀、化痰外，心系疾病还有一个重要的治则，就是调理中焦，升清降浊。

人体脾居于中焦，是人体气机升降运动的枢纽，脾主升清，将水谷精微之气上输心肺，布散周身。胃主降浊，使糟粕秽浊之物从下而出。只有脾胃健运，升降正常，才能维持人体正常的生理功能。李东垣认为："盖胃为水谷之海，饮食入胃，而精气先输脾归肺，上行春夏之令，以滋养周身，乃清气为天者也；升已而下输膀胱，行秋冬之令，为传化糟粕，转溺而出，乃浊阴为地者也。"详尽而形象地阐述了脾胃的生理功能及其重要性。以升降散、半夏泻心汤等方剂升清降浊，自能开中焦之郁结，使气机畅达。

热毒之证，本属阳热证，为何在治疗中还要用补法？

李东垣在他的名著《内外伤辨惑论》提出了著名的"阴火"理论。阴火，即是相火。相火与元气相对立。元气充沛，则相火潜藏于内，发挥正常的生理作用，这就是"气食少火，少火生气"。元气不足，则相火妄动而发生病变，即所谓"壮火散气"。李东垣在《内外伤辨惑论·饮食劳倦论》中明确指出的："苟饮食失节，寒温不适，则脾胃乃伤；喜怒忧恐，劳役过度，而损耗元气。既脾胃虚衰，元气不足，而心火独盛。心火者，阴火也。起于下焦，其系系于心。心不主令，相火代之；相火，下焦胞络之火，元气之贼也。火与元气不能两立，一胜则一负。脾胃气虚，则下流于肾肝，阴火得以乘其土位。"

补，即补正气。"火与元气不两立，一胜则一负"，元气亏虚易生热毒，热毒易伤人元气，两者相互矛盾对立。因此，补气可以抑制热毒蒸腾之势，修复热毒对气阴的耗伤。常用方选保元汤、生脉散、升阳益胃汤、升阳散火汤等。

热毒学说自提出到后续研究共历时近20年，丁书文教授系统整理了热毒导致心血管疾病的病因病机及其在主要疾病中的病机特点、临床特征，并针对其病机提出了治法方药，在临床及实验研究中得到验证，构建了心血管疾病中热毒论的框架。

心系疾病多年来一直居致死性疾病的第一位，对人类健康危害较大。心系疾病的热毒学说立足临床，总结出心系疾病新的辨证论治规律和系统有效的治疗方药，同时通过实验研究初步确立了热毒之邪与生化指标、细胞因子、黏附分子等结合点，在慢病防治和疑难病攻关方面有较大突破。

该学说理论针对现代人阳盛为主的体质特点，发挥中医药辨证论治的优势，以防治心系疾病、提高临床疗效为切入点，提出中医药防治心血管疾病的新理论、新治法。它发掘了传统药物的新用途，扩展了防治心血管疾病的新领域，提高了中医药防治重大疾病的综合能力。

心系疾病中的热毒学说是在中医传统的辨证施治原则下，研究心系疾病热毒形成的病因、病机、证候特征及理法方药，它深化、发展了对心系疾病本质的认识，成为指导心系疾病防治的一个重要应用理论。它的核心是治病求本，重视热毒的病因病机，积极应用清热解毒的方法，阻止疾病的发生及发展，降低热毒的危害，保护人们的生命与健康。

　　心系疾病中的热毒学说根源于传统中医理论，在临床中不断丰富，又经过长期的临证与系列实验研究佐证，初步展示了在防治心血管疾病方面的良好效果。因此，心系疾病中的热毒学说是科学的、实用的。像其他新的学说一样，它不是孤立的，不是对所有心系疾病或疾病的任何阶段都是适用的，还要在辨证施治科学原则下，与其他治法巧妙结合，方能达到最佳的临床效果。

第三章
丁书文教授治疗心悸特色

丁书文教授早年学习西医，到山东中医药大学任教后开始接触中医，特殊的经历，为他坚实的中西医结合功底打下了基础。在临证中，丁书文教授坚持辨证为先，然后采用传统中医辨证与现代检验、检查相结合的方式，立体诊断，加深对病因、病性、病位、病势的认识，合理吸取现代医学成果，把握疾病发生发展过程中的关键环节，并在治疗时根据医学病理研究、药理研究选择合理药物。

丁书文教授在心血管常见病的治疗上精研五十余年，继承为先，善于总结、发扬，并能破旧立新，大胆创新，将传统抗疟疾药引入心律失常的治疗，极大丰富了中医心律失常的治疗领域及理论。

第一节　心悸病的内涵及外延

　　心悸一证，指患者自感心中惕惕不安，不能自主的一类疾病。多数情况下，心悸多与心率关系密切。但丁书文教授认为，有部分患者心率虽不快，但主观症状明显，亦属心悸范畴。汉代医家张仲景在其《金匮要略》"惊悸吐衄下血胸满瘀血病脉证治"篇中首先提出"惊悸"这一病名，后世将心悸分为惊悸和怔忡两证。怔忡一名出自宋代严用和《济生方·惊悸怔忡健忘门》。惊悸轻，偶有发作，多由外因引起；怔忡重，发作频繁，多与外因无关。关于心悸的症状表现，《红炉点雪·惊悸怔忡健忘》的论述最为精当："惊者，心卒动而不宁也；悸者，心跳动而怕惊也；怔忡者，心中躁动不安，惕惕然如人捕之也。"从现代医学角度讲，心悸病包括早搏、房颤、房扑、传导阻滞、预激综合征、慢快综合征等多种心律失常。

第二节　心悸的现代病因

既往对于心悸病因的认识主要有外感六淫、内伤七情、饮食不节、体虚劳倦、他病传变等。《黄帝内经》认为心悸的发病主要与外感有关，风、寒、湿、火是心悸的常见外因。严用和在《济生方·惊悸》中提出心悸与情志关系密切："夫惊悸者，心虚胆怯之所致也……或事有所大惊，或闻虚响，或见异相，登高涉险，惊忤心神，气与痰郁，遂使惊悸，惊悸不已，变生诸证。"关于饮食致悸，李用粹则提出"膏粱厚味，积成痰液"，可导致心悸。

丁书文教授认为，心悸的病因主要与现在人们的生活方式有关，将心悸的病因归结为以下几个因素：一为饮食不节。古代高热性的酒和肉类等摄入量较少，虚证、寒证较多。现在人则明显不同，过高油、高糖饮食越来越多，以及大量饮酒，均属导致湿热的重要原因。二为环境因素。现代社会，随着工业化程度的增高，空气、水源污染，食品安全难以保障，导致人体抗病能力下降，疾病谱发生巨大变化。三为劳逸失节。现在人们工作压力日渐增大，心理不稳定，诸事烦扰，阴液暗耗，炼液成痰，日久易生痰热。四为体质改变。现在人阳热体质多，阳虚体质少。丁书文教授认为，在以上因素中，劳逸失度及体质改变是造成痰火扰心的最根本原因。

第三节　心悸的病机：
痰火内生，热毒阻络

心悸一证，历史悠久。汉代张仲景在《伤寒杂病论》中提出了沿用至今的心悸名方——炙甘草汤。该方即是以滋补心阴为主，以方测证，张仲景将心阴不足作为心悸一证的重要病理因素。金代成无己制远志丸、益荣汤，总则是以补虚定悸为主。朱丹溪明确指出，心悸责之虚与痰，制朱砂安神丸方。张景岳创大补元煎、理阴煎治疗心悸，也是从气虚、阴虚方面治疗。王清任治疗心悸，从瘀血入手，在心悸治疗方面开创了新的思路，沿用至今。张锡纯认为心悸以虚证为主，气虚、阴虚尤其重要，用药上多以养阴药为重。可见，在以往的研究中，养阴是心律失常的治疗重点。

丁书文教授认为现代罹患心悸的，属痰火者多。或饮食不节、环境污染导致湿热内生，日久煎熬津液，炼液成痰；或劳逸失度等促使痰湿内生，内蕴日久化火。痰火内盛，心脉失养，心神不宁，发为心悸之证。心悸之证，病位在心，与肝、脾、肾关系密切。肝为心之母，母病易及子，常有患者因暴怒或抑郁诱因引起心悸之证，皆是因为肝阳暴亢或肝失疏泄，伤及心阴心血，心脉失养而发病。脾为心之子，亦为后天之本，子病亦可及母。思虑过度，暗耗心阴，心脉失养，发为心悸之证。肾为先天之本，先天不足，禀赋素亏，加之外感内伤，也易发心悸之证。心悸的关键病理因素为痰、火、毒。

毒最早的含义是指药物的偏性、峻烈之性，后来，毒的概念不断演变，逐渐出现了"外毒说"和"内毒说"。

"外毒说"认为，毒主要来自人体以外的自然界，是"天行邪气"，主要包括以下几方面的内容。

1. 六淫邪毒

人类自身对各种气候变化具备一定的适应能力，一般情况下，气候变化不会诱发疾病。但当气候极端化，非其时而有其气，或气候变化过于急骤，非时而动，又逢人体卫外不固，抵抗力下降时，风、寒、暑、湿、燥、火六气失于偏颇，便可成为致病因素，诱导疾病发生。《金匮要略·脏腑经络先后病脉证》中论述：人是秉承风气而生长的，风邪既能使万物生长，也能对万物产生损害。五脏元气通畅，人体就能阴阳平和。自然界的气候变化虽是人生长发育的必要条件，又是产生疾病的因素之一。风、寒、暑、湿、燥、火六种本为自然界的正常气机，在一定范围内属正常之气，若超过正常范畴，便可伤及人体，此即六淫毒邪。《诸病源候论·毒疮候》曰："此由风气相搏，变成热毒"。陈平伯在《外感温病篇》中将"风湿热毒，深入阳明营分"列为危重证候之一。

2. 疫疠之气

疫疠之气具有强烈传染性，又称疫气、疫毒、戾气。疠气具有流行性，疠气横逆所致的疾病称为"疫疠""瘟疫"或"温疫"。疫疠的发生常与自然气候反常有关，易经口鼻而入，侵犯人体。

《素问·刺法论（遗篇）》中提到了"五疫"的定义。"五疫"泛指多种传染病，具有高度传染性、发病时间集中、病情相似、发病人数多的特点。由此可见在春秋战国时期，人们对烈性传染病已有了初步的认识和了解。后世医家多认为疫疠多与感受不正之气相关。《诸病源候论·疫疠病候》中论述疫疠的原因为"节气不和"。《肘后备急方》中论述疫疠的病因为"有疠气，兼挟鬼毒相注"。吴又可在《温疫论》中称疫疠"乃天地间别有一种异气所感"。

"内毒说"认为，毒主要是由内在原因所造成的。常见的原因有情志不舒、气血津液运行不畅等。

情志，与人的日常活动紧密相关，是高级中枢活动。七情具有双重性，适度的情绪反应属生理范畴；七情过度，即刺激的时间和空间超过了机体生理调节范围则成为病因，诱发疾病。七情伤于内，脏腑功能紊乱，气血津液运行不畅，脏腑间的协调平衡状态遭到破坏，痰饮、瘀血、毒邪随之产生，阻于脉络，发为心病。

近年来，关于毒的含义、毒的形成、毒的表现以及转归等众说纷纭。

王永炎院士认为，毒的主要病因是邪气亢盛，败坏形体。毒是脏腑生理功能失常，气血失调，使体内的生理或病理产物不能及时排出，蕴结体内而形成。肖森茂等认为"内邪"是毒的主要原因，脏腑功能紊乱、阴阳失调，气血失和，造成偏盛或郁结，邪毒渐生。

"毒"在心悸病中的表现具有以下几个方面的特点：第一，外感与内伤兼备。外感之邪起病迅速，直达心脉，易成"邪毒内陷"之势，主要责之于表气不固，卫外失调；内伤成毒的病理基础是情志失调、不良嗜好、宿痰内伏，是一个逐渐发展的过程。第二，热毒为患的心律失常以快速性心律失常为主，往往是多种复杂性心律失常并存。第三，病情缠绵，病程较长。毒邪为患，既可弥漫五脏六腑，又可伤及气血津液，病位多变，病变多样，病程较长。

第四节　心悸的治则治法：
清热化痰，解毒宁心

丁书文教授根据五十年临床经验，提出心悸的主要病机为痰热扰心，由此确立清热化痰的治疗方法。

20世纪80年代，丁书文教授研制出了治疗快速型心律失常的新药心速宁胶囊。心速宁方主要针对痰火扰心型心悸，清热化痰止悸，临床应用取得了很好的疗效。方中以黄连为君药，清热燥湿降火；臣以青蒿、常山清热化痰；苦参、莲子心清泻心火热毒；半夏、枳实理气宽中导滞；佐以人参、麦冬补气养阴，茯苓健脾化痰；使以甘草补中调药。全方十一味药，主要针对痰火所设，苦寒直折，药专力宏，用于痰火扰心型心悸效果尤佳。

20世纪90年代，丁书文教授观察到治疗心律失常的常用药物奎尼丁是从金鸡纳树中提取的，是传统的抗疟药物，由此产生联想，认为其他抗疟药物中可能也存在具有抗心律失常作用的中药。经过筛选，在心速宁方的基础上进行拆方，选取其中的青蒿、常山两药进行研究。

青蒿在古代医籍中被列为抗疟中药，古代医家常用其清热功效，用于治疗心悸者未见。丁书文教授独辟蹊径，将抗疟疾中药青蒿、常山引入心律失常治疗，清热化痰，宁心定悸，经过验证，疗效确切。

常山，以往医家将常山作为涌吐药使用，同时也具有抗疟疾的作用。丁书文教授独用其化痰作用。

青蒿与常山配伍，青蒿为清热化痰之主药，味苦微辛性寒，《滇南本草》称其可"去湿热，消痰"；常山苦辛寒，除痰截疟，善开痰结。二者配伍，清热化痰，兼顾解毒宁心，直折病势。

丁书文教授在治疗心悸一证时常以自拟的黄芪二号方为主方。

　　方中以黄芪为君药，补中益气，针对本虚而设，丁书文教授常言其能"补气而不助阳"。补气药众多，丁书文教授独重黄芪，主要原因有：（1）黄芪可补胸中大气。胸中大气即为宗气。宗气者，贯心脉而行呼吸。《医学衷中参西录》云，黄芪："性温，味微甘。能补气，兼能升气，善治胸中大气下陷。"（2）黄芪可益元气。《药性赋》中提到黄芪可益元气而补三焦。胸痹患者多发于中老年，元气亏虚，使用黄芪可补元气，畅三焦。（3）黄芪可调营卫。《难经》云："损其心者，调其营卫"，卫气者，所以温分肉而充皮肤，肥腠理而司开阖。《药性赋》中称黄芪可"温分肉"而"实腠理"，可补卫气。

　　臣以青蒿、常山、黄连、苦参。青蒿、常山除痰清心火，痰火降而心悸宁，二药相须相使，互为辅佐；黄连善清中焦脾胃之火，正所谓"肺为储痰之器，脾为生痰之源"，痰火之根本在于脾胃之火，黄连善清脾胃，清解火毒；苦参味苦性寒，苦参坚阴，兼能泻火，四药合用，清心火，解痰热，宁心定悸。

　　佐以麦冬、五味子、三七粉、元胡。麦冬滋心阴，五味子敛心气，三七活血通脉，元胡行气止痛，四药合用，滋阴活血，安神止悸。

　　使以甘草，甘缓补中，调和诸药。

　　全方十味药，药专力宏，针对心悸痰火证而设，补气、活血、祛痰、解毒、清热、滋阴兼顾，共奏祛痰解毒，宁心定悸之功效。

第五节　心悸治疗特色用药

除青蒿、常山外，丁书文教授常用夏天无、紫石英、黄连、苦参等治疗心悸。

夏天无，又称野元胡，味苦、微辛，性温；归肝经；有活血通络，行气止痛的功效。丁书文教授在治疗早搏的过程中常用到夏天无这味药。夏天无是南方药材，属于罂粟科植物，不在北方生长，分布湖南、福建、台湾、浙江、江苏、安徽、江西等地。药理学研究表明，夏天无含延胡索乙素、原阿片碱等多种生物碱，可使麻醉犬大脑与下肢血流量增加，轻度降低血压，减小血管阻力，并可对抗去甲基肾上腺素引起的脑血管与下肢血管的紧张状态。

夏天无本属南方地区的地方用药，北方少见。丁书文教授了解到这味药十分偶然。有一次，丁书文教授接诊了一位湖南的病人，患者因冠心病前来就诊，两诊后，症状大大减轻，十分感谢，遂送锦旗一面。谈话间，患者讲起曾患严重早搏，后服用夏天无片痊愈。这引起丁书文教授重视，详问了服用夏天无的情况，但患者言之不详，丁书文教授回家后立即翻阅资料，发现夏天无一药在湖广地区应用广泛且临床疗效较确切。此后，丁书文教授开始在临证中使用夏天无，通常是入汤剂使用，每次 9－15 g。

丁书文教授认为，夏天无一药具有活血行血止痛的功效，对气滞血瘀造成的早搏治疗效果颇佳。辨治时常以黄芪二号方为主方，加用夏天无，能取得较好临床疗效。一般用量为 15 g 左右。

紫石英，是一种矿物，又叫萤石。性温，味甘；入心、肝经；有镇心、安神、降逆气的作用；多用于心悸失眠，多梦易惊。以往医家用紫石英治疗心系疾病时多用其镇心安神的作用，治疗心悸、失眠等症。因为紫石英属于矿物，密度比较大，性沉重，根据中医取象比类的观点，该药应该能够潜心神、镇惊气。丁书文教授用紫石英颇具特色。他常讲，紫石英一味药除了镇心外，还有补心气的作用，它定惊止悸安神的作用是通过补心气来实现的。心气不足，失于收敛固摄，神无所舍，容易逃逸于外，补心气之不足，使心神内守，则心悸可除。在临床实际应用中，不只心悸怔忡可用紫石英，凡有善惊易恐、心气虚失眠等症状者均可应用紫石英。有不少患者，特别是女性患者在求医时常常这样叙述："平素遇极小的声音也易惊恐，如楼上落物或门窗被风关闭，轻者受惊后全身颤抖，重者引发心悸心慌，良久不愈。"丁书文教授认为此即神不内守，本质属心气不足，紫石英既可补心气，又可安心神，故常应用。

过去认为，紫石英一般入煎剂时需要先煎，丁书文教授到药房考察后发现，现时用的紫石英在入药前已经经过粉碎，颗粒很小，无须先煎。他常讲，紫石英质地厚重，用量以 30 g 左右为宜。另外需要注意的是，矿物质的药物质地坚硬，不溶于水，因此不宜入丸剂，因为做丸剂时紫石英很难粉碎成末，一般都呈小颗粒状，入丸药后患者服用时有吞咽沙石的感觉，故以入煎剂为主。

黄连，始载于《神农本草经》，味苦，性大寒，善清肠胃之湿热，能泻心肾肝胆实火，清心除烦。心火上炎、心神不宁是心系疾病的一个重要病机。黄连善于清心火而止烦。丁书文教授早期经常用黄连温胆汤加减治疗过早搏动，后期研制的心速宁中也有黄连。丁书文教授临证时黄连配伍运用很多，凡心悸实证均可用，一般入汤剂 9 – 15 g。黄连与其他清热药不同之处，小剂量使用有养胃的作用，大剂量应用则清热之力强。

苦参，性寒，味苦；入心、肝、胃、大肠、膀胱经。苦参属寒凉之品，正适宜痰火内盛，扰乱心神者。苦参具有利尿、抗炎等作用，其主要成分是苦参碱。现代药理学研究发现，苦参碱具有良好的抗心律失常作用。丁书文教授认为，苦能燥湿，能坚阴，对痰火内盛，扰乱心神之证，可消痰降火，宁心安神。但苦参属寒凉之品，多用易伤中，一般以 9 – 15 g 为宜，连续应用不超过 1 个月。

连翘，张元素认为连翘之用有三，一为"泻心经客热"，二为"去上焦诸热"，三为"为疮家圣药"。既往连翘一药多用于表证，治疗外感风寒，或者用于外科疮疡肿毒，丁书文教授认为连翘解毒之功最适宜心系疾病热毒，因此将连翘用于热毒阻络之心系疾病，此为连翘治"内毒"的功效。用量 12－15 g，入汤剂，可清心火，解热毒，凡热毒证皆可应用。

酸枣仁，始见于《神农本草经》，又名枣仁，系上品。心主血脉，主神志，"精神内守，病安从来"，故丁书文教授在治疗心系疾病时特别注意安神定志。他讲，心藏神，心系疾病一般都有心神不安的表现，如心慌、善惊易恐、夜眠不佳等，以枣仁宁心安神定志，效果甚佳。对于心系疾病，凡有夜眠差者均可应用。治疗心烦失眠，常用其配伍茯苓益气安神，桂枝通心之阳气。

冰片，又名龙脑、龙脑香、梅花冰片等。许多内服及外用的中成药，如苏合香丸、安宫牛黄丸、复方丹参滴丸、速效救心丸、冰硼散等都含有冰片。既往冰片多入膏、丹、丸、散等制剂，但丁书文教授将其入煎剂冲服，治疗冠心病心绞痛效果明显。冰片辛、苦，微寒，具醒神开窍、清热止痛、防腐消肿、明目退翳之功。由于冰片辛香走窜，不仅可引药直达病所，又可增强药效，故擅为诸药之佐使。对于心绞痛证属热毒内蕴者，冰片可起清热解毒、芳香开窍、通络止痛之功。由于冰片辛香走窜，有耗气伤阴之虞，故对气血亏虚者慎用，或与益气养阴之药合用为宜。冰片入汤剂，一般 0.2－0.3 g，冲服。需要注意的是，目前使用的冰片多为机制冰片，即合成冰片，部分患者服用后有轻微胃肠道反应，因此脾胃虚弱者不宜多服、常服。

栀子，味苦，性寒；入心、肺、三焦经；功效泻火除烦，清热利湿，凉血解毒。丁书文教授在临证中常用栀子，他认为栀子一药除了能泻火外，最重要的是能解热毒。现代人摄入脂类物质过多，生活优越，体内脂毒、糖毒、烟毒等蓄积，日久内结成毒，阻于脉道，极易发为胸痹、心悸等。栀子一药除清热外还有解毒的作用。对于病程较久、热象较重者组方时可酌加栀子。焦栀子功专凉血止血，用于血热吐血、衄血、尿血、崩漏。栀子入药，除果实全体入药外，还有果皮、种子分开用者。栀子皮偏于达表而去肌肤之热，栀子仁偏于走里而清内热。生栀子走气分而泻火，焦栀子入血分而止血。

黄芪，有"补气诸药之最""气中血药"等美称，主入脾肺二经，生用益卫固表，利水消肿，炙用补气升阳，治内伤劳倦，性味甘温，具有升发之性，能补气固表，补气升阳，补气活血，补气生津，补气利水。丁书文教授擅用黄芪，认为该药可补胸中大气，补益元气，调和营卫。他认为，凡有虚象者，均可用黄芪，剂量区间在 15 – 60 g 之间，随证加减，因黄芪补气而不助阳，无助热之弊。

生地，性凉，味甘、苦；归心、肝、肾经。生地能清心火，安心神，降心率，治疗过早搏动，还可以治疗传导阻滞。丁书文教授认为，生地长期应用并无严重副作用，唯有增加肠道蠕动，致便溏、腹胀之弊，但并非人人如此，要视个人体质及用药多寡而定。生地一般用量为 12 – 30 g，中寒便稀腹泻者慎用。丁书文教授常用生地配伍知母、黄柏、茯苓、炒枣仁、夜交藤等，治疗更年期综合征，焦虑症，抑郁症之精神恍惚、烦躁失眠、坐卧不安等，疗效颇佳。

半枝莲，味辛，性平，除清热解毒外，还能散瘀止血，利尿消肿。半枝莲属南方地区的药材，近年北方应用也较多。半枝莲有良好的解毒作用，也常用于肿瘤的治疗。常与白花蛇舌草、半边莲等配伍，清热解毒之功甚强。丁书文教授应用半枝莲治疗热毒证，用量在 12 – 15 g 左右。

第四章
医　案

第一节　心悸病案

医案一：益气活血，宁心止悸治疗室性早搏

【医案摘要】

林某，男，55 岁，室性早搏。

主诉：心慌、胸闷 2 年，加重 3 天。

现病史：2 年来病人常感到胸闷、心慌，呈阵发性，劳力或生气时易诱发，曾做 24 小时动态心电图，提示早搏、一过性 ST 段下移，诊为冠心病、室性早搏，曾服倍他乐克、稳心颗粒等药治疗，症状时轻时重。3 天前因情绪激动，又感心慌加重，时感胸闷，无胸痛，常感口干，舌红苔少，脉弦细。既往无高血压、糖尿病史。

查体：BP 120/60 mmHg，心肺听诊（－），杂音（－），HR 70 次/分。EKG：正常范围。动态心电图示：室早 3076 次/24 h、一过性 ST－T 下移。

中医诊断：1. 心悸　气虚血瘀证　　2. 胸痹

西医诊断：1. 室性早搏　　2. 冠心病

处方：

黄芪 30 g	麦冬 20 g	五味子 12 g	青蒿 30 g
黄芩 12 g	黄连 9g	元胡 30 g	三七粉 3 g$^{(冲服)}$
当归 15 g	常山 6 g	炙甘草 20 g	

6 剂，水煎服，日一剂。

二诊：服上方后，症状减轻，胸闷、心慌等发作次数及时间较前好转。舌红，苔少薄黄，脉沉细。

处方：上方加苦参 30 g，丹参 30 g。6 剂，水煎服，日一剂。

三诊：胸闷、心慌等症状明显减轻，自觉早搏次数较前减少，夜眠不佳。舌红，苔薄，脉沉细。

处方：上方加炒枣仁 30 g。6 剂，水煎服，日一剂。

四诊：上药服用 14 剂后，胸闷、心慌等基本消失，自觉早搏亦消失，纳眠、二便调。舌红，苔薄，脉沉。24 小时动态心电图示：室性早搏 52 次/24 h。

处方：上方继服。6 剂，水煎服，日一剂。

【按语】

本案患者的心律失常是继发于冠心病的，在治疗心律失常的同时，应该重视冠心病的基础病因治疗。辨证治疗时以益气活血、清热解毒为大法，方用黄芪一号方加减。黄芪一号方是丁书文教授治疗冠心病、心悸等疾病的常用方，以益气养阴、活血解毒为主旨。一诊以黄芪一号方，加用青蒿、黄连、黄芩、炙甘草，宁心定悸；二诊仍有舌红苔黄之象，加苦参清热宁心，丹参活血化瘀；三诊时诉夜眠不佳，辅以炒枣仁；四诊时诸症改善明显，守方不移。前后四诊，攻守兼备，尽得先机。对于冠心病继发之心律失常，当辨标本，二者相比，冠心病为本，心律失常属标，辨治时应当以冠心病为先，祛除病因则心悸得宁。

医案二：益气养阴，宁心安神治疗室性早搏

【医案摘要】

王某某，女，43 岁，室性早搏。

主诉：心慌反复发作 2 年。

现病史：患者近 2 年时感心慌，心电图提示室性早搏。现症见：心中悸动不安，背部不适，心前时有隐痛，泛酸，纳眠可，二便调。舌淡，舌边有瘀斑，苔少，脉沉细弦。

查体：血压 130/95 mmHg。

中医诊断：心悸　气阴两虚证

西医诊断：室性早搏

处方：黄芪 30 g　　　麦冬 15 g　　　生地 12 g　　　黄连 9 g
　　　蒲公英 15 g　　元胡 15 g　　　紫石英 15 g　　丹参 15 g
　　　炒枣仁 30 g　　生甘草 6 g

14 剂，水煎服，日一剂。

二诊：服药效可，心悸感明显减轻，偶有心前区隐痛，放射至后背，时有头晕，纳眠可，二便调。舌淡，苔黄腻，脉沉细弦。

查体：血压 110/85 mmHg。

处方：上方黄连改 12 g，加三七粉 3 g（冲服）、羌活 15 g、川芎 9 g。14 剂，水煎服，日一剂。

随访：患者服用后，早搏基本未发作。

【按语】

患者正处于中年，社会压力较大，操劳日久，暗耗心阴，心脉失养，故心慌；背痛属经络失养，不荣则痛；阴虚日久，邪热阻于中焦，热邪犯胃，胃气上逆，故反酸；舌边瘀斑，为瘀血内停之征象。治疗以益气活血，清热宁心为主，黄芪、麦冬、生地补心气，养心阴；黄连、蒲公英清上中焦之热邪；元胡、丹参行气活血，使补而不滞；紫石英、炒枣仁补心气，宁心神。二诊时患者诉心悸症减，但心前区有隐痛，并有放射痛，伴头晕，考虑瘀血不化，清阳不升，加三七粉、川芎以加大活血之力，羌活一药对各种原因引起的肩臂痛均有佳效。

医案三：益气滋阴，解毒活血治疗心律失常

【医案摘要】

屈某某，女，18 岁，心肌炎后遗症期，心律失常。

主诉：左肩背部劳累感数月。

现病史：患者有心肌炎病史 3 年，近日感左肩背部有劳累感，活动后症状明显，心前区无明显不适，纳眠可，大便偏干。舌淡红，苔白，脉缓。心电图显示：完全性左束支传导阻滞、多发房早、I 度房室传导阻滞。

中医诊断：胸痹　气阴两虚证

西医诊断：1. 心肌炎后遗症期　　2. 心律失常

处方：
西洋参 15 g	黄芪 15 g	麦冬 15 g	五味子 9 g
生地 15 g	黄连 9 g	丹参 15 g	川芎 15 g
水蛭 6 g	玄参 15 g	冰片 0.2 g（冲服）	当归 12 g
连翘 15 g	生甘草 15 g		

30 剂，水煎服，日一剂。

随访：病人房室传导阻滞消失。

【按语】

该患者属典型的心肌炎所致心律失常。心肌炎青少年易发，患者往往

有上呼吸道感染病史。这一类青少年往往气虚明显，面色白，体形瘦弱，纳差或偏食。丁书文教授认为心肌炎的病机是本虚标实，虚实夹杂。"本虚"是指气虚，"标实"为痰火、热毒、瘀血。

本例患者即属气虚明显，"劳则气耗"，故活动后有肩背部的劳累感，淡红舌、薄白苔、缓脉均为气虚佐证。治疗时以西洋参和黄芪两药同用补气，西洋参与黄芪均为补气之要药，但两者也有不同，西洋参补气外尚能滋阴生津，麦冬、五味子、生地、黄连、玄参滋阴清热，丹参、川芎、水蛭、当归活血化瘀，连翘清热解毒，冰片开胸通络，甘草缓中调药。

医案四：益气滋阴，活血解毒治疗快速型房颤

【医案摘要】

马某，男，52 岁，快速型房颤。

主诉：阵发性头晕 2 月余。

现病史：患者 2 月前无明显诱因出现阵发性头晕，诊断为阵发性房颤，住院治疗后好转。现口服硝本地平、利尿剂，效可。近两月血压控制不良，最高 150/100 mmHg。现症见：阵发性头晕，耳鸣，视物模糊，乏力，双下肢水肿，盗汗，口干，偶口苦，纳可，入睡困难，二便调。舌淡红，苔白厚，脉沉弦。

中医诊断：心悸　气虚血瘀，水湿热毒证

西医诊断：1. 快速型房颤　　2. 冠心病　　3. 左前分支传导阻滞

　　　　　4. 心功能不全

处方：黄芪 30 g	麦冬 15 g	五味子 9 g	西洋参 15 g
茯苓 30 g	泽泻 30 g	白术 15 g	车前草 15 g
丹参 15 g	水蛭 9 g	葶苈子 30 g	连翘 15 g
生地 15 g	黄柏 15 g	炒枣仁 30 g	生甘草 6 g

7 剂，水煎服，日一剂。

二诊：头晕、耳鸣、口干减轻，仍乏力，视物模糊，夜间盗汗，双下肢无水肿，偶有口苦，服药后大便不成形，纳可，四肢冷凉。舌淡，苔白厚，有裂纹，脉沉弱，参伍不调。血压 120/80 mmHg。

处方：上方黄芪改 45 g，加羌活 15 g。14 剂，水煎服，日一剂。

三诊：服上药后大便次数增多，一日两次。现乏力，畏寒，倦怠，不

喜活动，时有汗出，口干，痰多。舌淡胖，舌质暗紫，苔白厚腻，脉沉弱，参伍不调。血压 115/80 mmHg。

处方：黄芪 45 g　　麦冬 15 g　　五味子 9 g　　生地 15 g
　　　　黄连 9 g　　　葛根 15 g　　丹参 15 g　　川芎 15g
　　　　水蛭 9 g　　　元胡 15 g　　茯苓 15 g　　生甘草 6g

　　　　　　　　　　　　　　　　　　　14 剂，水煎服，日一剂。

四诊：头晕减轻，仍乏力，疲劳，偶有盗汗，口干口苦，胸闷，大便稀。舌紫黯，苔薄黄，脉沉迟。血压 143/116 mmHg。

处方：上方加肉桂 6 g，钩藤 15 g，桑皮 15 g，黄柏 12 g，羌活 15 g。14 剂，水煎服，日一剂。

五诊：服药后诸症减，感乏力，纳呆，胃胀，大便正常。舌淡胖，有裂纹，苔黄腻，脉沉。血压 130/76 mmHg。

处方：三诊处方加砂仁 12 g，钩藤 30 g，丹皮 15 g。14 剂，水煎服，日一剂。

随访：服后诸症消失。

【按语】

本案患者房颤多年，头晕，乏力，耳鸣，视物模糊，口干口苦，夜眠差，俱为邪热扰心、心脉失养的表现，双下肢水肿责之于水湿泛溢。丁书文教授以黄芪、麦冬、西洋参、五味子补气养阴；茯苓、泽泻、白术、车前草健脾利水；丹参、水蛭活血祛瘀；葶苈子泻肺行水；连翘、生地、黄柏解毒清热；枣仁宁心。

二诊时头晕、耳鸣、口干减轻，仍感乏力，属气虚证，应加大补气药的量，将黄芪由一诊的 30 g 加至 45 g，加羌活引阳气达四末，改善肢体冷凉症状。

三诊时乏力、畏寒、倦怠、不喜活动、时有汗出均为气虚之象，黄芪已用至 45 g，不宜再加量，可继用；口干为阴虚之象，以生地、黄连、葛根滋阴清热；舌质暗紫为血瘀征象，以丹参、川芎、水蛭、元胡活血化瘀。

四诊时患者血压偏高，以钩藤清热降压；便稀加少许肉桂温中健脾；盗汗、口干口苦，加桑白皮、黄柏滋肺阴，清肺火；加羌活引阳气达四末，使补而不滞。

五诊时大便正常，诸症减，肉桂之属见效便收，不可久用，仍以三诊的处方加钩藤清心降压，砂仁芳香开胃，丹皮凉血活血。

医案五：益气养阴，解毒通络治疗风心房颤

【医案摘要】

冯某某，女，72 岁，风心病伴房颤。

主诉：心慌、胸闷反复发作 6 年余。

现病史：患者 6 年前着急、劳累后感心慌。近日来感冒后感胸部紧闷，阵发性心慌，无明显胸痛。纳眠差，夜间易醒，大便干，每日一行，小便正常。舌红，苔燥而少，脉弦缓。既往有风心病史 30 余年，2009 年行换瓣并搭桥手术，高血压病史 6 年余。

查体：血压 160/65 mmHg。

辅助检查：2015 年 3 月 31 日心脏彩超：①主动脉瓣二尖瓣置换术后超声改变；②左房扩大；③肺动脉瓣返流（轻度）。2015 年 3 月 31 日颈部血管彩超：双侧颈动脉粥样斑块形成。2015 年 4 月 1 日动态心电图示：①窦性心动过缓；②偶发房早（346 次/24 h），有时成对，有时呈二联律；③短阵房性心动过速；④偶发多源室性早搏（6 次/24 h，成对 1 次），有时成对；⑤Q-T 间期延长。

中医诊断：心悸　气阴两虚，热毒阻络证

西医诊断：1. 心律失常　心房纤颤　2. 冠心病　3. 高血压病

处方：黄芪 30 g　　麦冬 15 g　　五味子 9 g　　生地 12 g
　　　黄连 9 g　　　丹参 15 g　　川芎 15 g　　水蛭 9 g
　　　元胡 15 g　　钩藤 30 g　　连翘 15 g　　炒枣仁 30 g
　　　葶苈子 30 g　生甘草 9 g

14 剂，水煎服，日一剂。

随访：患者服药后诸症消失。

【按语】

本例患者属热毒阻络的典型医案。患者病史长，合并病多，病情复杂。胸部紧闷、阵发性心慌为气阴两虚，心脉不通，给予黄芪、麦冬、五味子、生地益气养阴，以黄连清内热；气虚血行无力，必然留而成瘀，阻于脉道，以丹参、川芎、水蛭、元胡活血通络行气；以钩藤清热降压；大

便干、舌红苔燥而少为热毒内结之象，以连翘清解热毒；以枣仁宁心安神；以葶苈子泻肺行水；甘草调和诸药。

医案六：益气养阴，破血通络治疗阵发性房颤

【医案摘要】

赵某某，男，60岁，阵发性房颤。

主诉：阵发性心慌4年余。

现病史：患者4年前无明显诱因出现阵发性房颤，于医院住院治疗，好转后出院，但其后又反复发作。现症见：阵发性心慌，发作时伴胸闷、乏力、汗出，现口服可达龙，无口干口苦，纳可，入睡困难，双下肢冷凉，二便调。舌暗红，苔薄白，脉沉缓。

查体：血压105/70 mmHg。

中医诊断：心悸　气阴两虚，心血瘀阻证

西医诊断：阵发性房颤

处方：黄芪30 g　　　麦冬15 g　　　五味子9 g　　　生地15 g
　　　黄连9 g　　　　野葛根15 g　　葶苈子30 g　　　丹参15 g
　　　川芎15 g　　　水蛭9 g　　　　紫石英15 g　　　生牡蛎30 g
　　　炒枣仁30 g　　生甘草6 g　　　木香9 g

14剂，水煎服，日一剂。

二诊：服药后好转，现阵发性心慌较前减轻，已停服可达龙一周，房颤未发作，无胸闷、胸痛，无乏力。今日又感心慌，纳可眠差，二便调。舌红，边有齿痕，脉缓。血压120/85 mmHg。

处方：上方黄连改12 g，加柏子仁15 g，合欢皮15 g，白芍15 g。24剂，水煎服，日一剂。

三诊：仍有阵发性心慌，怕冷，长期剧烈运动后心慌明显，无胸闷、胸痛，纳可眠差，二便调。舌淡紫，苔薄白，脉弦而无力。

处方：上方加党参15 g，元胡15 g。14剂，水煎服，日一剂。

四诊：服药后心慌明显减轻，无胸闷、胸痛，无明显乏力，纳可眠差，大便不通，小便调。舌红苔白，舌边有齿痕，脉数。

处方：上方加决明子15 g，槟榔15 g。14剂，水煎服，日一剂。

五诊：房颤3月未发作。现心慌明显好转，夜眠差，多梦，余无不适。

血压 130/85 mmHg。

处方：初诊方加柏子仁 15 g。6 剂，水泛为丸，每次 9 g，每天 3 次。

【按语】

阵发性房颤属临床常见心律失常，西医治疗一般是以可达龙为主，但可达龙具有较大的副作用，不适合长期服用。该患者胸闷、乏力、多汗，属气阴两虚之证，故以生脉散为基础方。丁书文教授在治疗房颤时喜用葶苈子，认为葶苈子能够泻肺行水，降低肺血管静水压，有助于控制房颤发作。阴虚则火旺，以黄连、生地清火；以葛根、丹参、川芎、水蛭活血通络；以紫石英、生牡蛎、枣仁宁心安神。二诊时舌象由暗红转成红赤，考虑心火亢盛，黄连加量至 12 g，同时以白芍滋阴，以柏子仁、合欢皮宁心安神。三诊诉运动后心慌明显，以党参益气，元胡理气。四诊诉大便不通，加决明子、槟榔行气通便。末诊时房颤未发作，诸症已除，以丸剂缓图之，巩固疗效。

医案七：益气养血，宁心止悸治疗频发室早

【医案摘要】

张某，男，38 岁，频发室早。

主诉：心慌一月余。

现病史：患者因心慌于某医院做动态心电图，示频发室早、有时成对出现，室性融合波，T 波改变，服振源胶囊、万爽力、心律平、宁心宝等药治疗。现症见：持续心慌，稍感胸闷，气短，乏力，无头晕，无口干口苦，纳可，眠差，二便调。舌红，苔薄白，脉沉细。

检查：心脏彩超示二尖瓣、三尖瓣返流。心肌酶谱示肌酸激酶同工酶 27U/L（0-25）。血压 100/60 mmHg。

中医诊断：心悸 气虚血亏证

西医诊断：心律失常 频发室早

处方：

黄芪 30 g	麦冬 15 g	五味子 9 g	生地 12 g
黄连 9 g	野葛根 30 g	茯苓 15 g	炒枣仁 30 g
夜交藤 30 g	元胡 15 g	川芎 15 g	羌活 15 g
炙甘草 9g			

14 剂，水煎服，日一剂。

二诊：心慌减轻，稍胸闷、气短，眼干，视物模糊，纳可，眠差多梦。舌暗，苔黄，脉弦，时有间歇。

处方：上方去羌活，加菊花12 g，桑叶15 g，青蒿12 g，苦参9 g。14剂，水煎服，日一剂。

三诊：服药期间发作一次胸闷、头晕，仍感早搏，头目不清，偶胸闷气短，乏力，颈项不适，纳眠可，二便调。舌淡胖，边有齿痕，苔薄黄。

处方：黄芪30 g　　　麦冬15 g　　　五味子9 g　　　生地15 g
　　　黄连9 g　　　　野葛根15 g　　青蒿15 g　　　　元胡15 g
　　　丹参15 g　　　　川芎12 g　　　菊花15 g　　　　防风15 g
　　　羌活12 g　　　　炒枣仁15 g　　紫石英15 g　　　柏子仁15 g
　　　生甘草9 g

14剂，水煎服，日一剂。

【按语】

患者的主要表现为胸闷气短，乏力，舌红，苔白，脉沉细，辨为气血亏虚之象，采用益气养阴的生脉散加减治疗。丁书文教授常恐人参助热，故以补气不助阳的黄芪替代，再以黄连、葛根清热益气生津，茯苓、炒枣仁、夜交藤宁心安神，元胡、川芎活血通脉，羌活增液舒筋。二诊时眼干涩，考虑羌活性质偏于燥烈，去羌活加菊花、桑叶清头目，以青蒿、苦参抗心律失常。三诊时在上方基础上加用紫石英补心气。本例患者系气阴两虚心悸病的典型病例，处方用药体现了丁书文教授重补心气、活血的治疗原则。

医案八：滋阴泻火，安神止悸治疗心悸

【医案摘要】

林某某，女，45岁，心悸。

主诉：心慌反复发作半年。

现病史：患者心慌，乏力，头痛，口干，月经色暗，夜眠差。舌红苔黄，脉数。既往有类风湿病史，桥本氏甲状腺炎病史。

中医诊断：1. 心悸　阴虚火旺　　2. 瘿病

西医诊断：1. 心律失常　　2. 桥本氏甲状腺炎

处方：黄芪30 g　　　麦冬15 g　　　五味子9 g　　　仙灵脾15 g

生地 15 g	山萸肉 9 g	丹皮 15 g	知母 15 g
黄柏 12 g	紫石英 15 g	三七粉 3 g ^(冲服)	当归 12 g
白芍 15 g	炒枣仁 30 g	夜交藤 15 g	生甘草 6 g

14 剂，水煎服，日一剂。

二诊：心慌消失，月经正常，乏力，头痛，入睡困难，多梦。舌红，苔薄黄，脉沉滑。

处方：
黄芪 30 g	麦冬 15 g	五味子 9 g	生地 15 g
黄连 6 g	山萸肉 9 g	茯苓 15 g	白芍 12 g
川芎 9 g	羌活 15 g	独活 15 g	炒枣仁 30 g
夜交藤 15 g	三七粉 3 g ^(冲服)	生甘草 6 g	夏枯草 15 g

14 剂，水煎服，日一剂。

三诊：失眠，头痛，余无不适。舌淡暗，苔白，脉沉细。

处方：
黄芪 30 g	太子参 15 g	麦冬 15 g	五味子 9 g
茯苓 15 g	白术 12 g	木香 9 g	石斛 15 g
菊花 15 g	枸杞 15 g	丹参 15 g	川芎 12 g
羌活 15 g	独活 12 g	生甘草 6 g	炒枣仁 30 g
夜交藤 30 g	合欢皮 15 g	夏枯草 15 g	

14 剂，水煎服，日一剂。

【按语】

甲状腺疾病与心律失常关系密切，一般认为瘿病属阴虚火旺者居多。患者心慌，乏力，头痛，口干，月经色暗，辨以阴虚火旺证为主，以生脉散为底方，仙灵脾、生地、山萸肉滋阴补阳，丹皮、知母、黄柏滋阴气，补阴液，以三七、当归、白芍活血祛瘀，枣仁、夜交藤宁心安神。二诊诉头痛，以羌活、独活舒筋止痛，加夏枯草清肝火，散瘿结。三诊，舌淡暗、苔白、脉沉细为气血不足之象，加太子参补益中焦。

医案九：清肝泻火，解毒宁心治疗房颤

【医案摘要】

王某，女，67 岁，冠心病，房颤。

主诉：阵发性背痛，胸痛 20 余年，加重 8 天。

现病史：20 年前因劳累后发后背痛，于当地医院行心电图，诊为冠心

病。2003 年查 Holter（动态心电图）示：房颤。房颤时无自觉症状。8 天前因声音刺激再次后背痛发作，胸痛，无胸闷，口干，活动后汗出，纳眠可，二便调，痰多。舌暗红，苔黄腻，脉沉细参伍不调。既往史：冠心病 20 年，房颤 6 年。

查体：T 36.5 ℃，P 88 次/分，BP 170/80 mmHg，HR 88 次/分，心音尚可，瓣膜杂音（－），肺听诊（－），下肢无浮肿。心电图：快速型房颤。

中医诊断：胸痹　气虚血瘀，心肝热毒证

西医诊断：1. 冠心病　2. 心房纤颤　3. 高血压病

处方：

黄芪 45 g	麦冬 30 g	五味子 9 g	元胡 30 g
三七粉 3 g^(冲服)	冰片 0.2 g^(冲服)	川芎 15 g	野葛根 30 g
水蛭 6 g	炙甘草 6 g	钩藤 45 g	黄连 9 g
羚羊角粉 1 g^(冲服)			

14 剂，水煎服，日一剂。

二诊：胸痛未再发作，近 2 日来因劳累再次出现后背痛，但较服药前减轻，口干缓解，纳眠可，二便调。仍有白稀痰，活动后多汗。舌暗红，苔薄黄，脉沉细参伍不调。血压：167/80 mmHg。

处方：上方加人参 15 g（单煎）。14 剂，水煎服，日一剂。

三诊：后背痛，胸痛不明显，口干，舌干，走路多时汗出明显，双下肢稍感乏力，头部不适，纳眠可，二便调。晨起有痰色白。舌暗红，苔薄黄，少津，脉沉参伍不调。血压：170/94 mmHg。

处方：

钩藤 45 g	黄连 12 g	栀子 12 g	泽泻 30 g
丹皮 15 g	女贞子 15 g	豨莶草 15 g	野葛根 15 g
川芎 15 g	玄参 15 g	麦冬 30 g	黄芪 45 g
五味子 9 g	杜仲 15 g		

14 剂，水煎服，日一剂。

四诊：胸痛消失，口干舌干缓解，仍后背痛，双下肢略感乏力，阵发头部不适，伴眼胀，晨起有痰，色白，无咳嗽，纳眠可，大便时稀，日 2－3 行，小便调。舌暗，苔薄，少津，脉参伍不调。血压：160/70 mmHg。

处方：上方加杏仁 9 g，羌活 12 g。14 剂，水煎服，日一剂。

患者未再复诊。1 月后电话随访，患者症状减轻，血压正常。

【按语】

本案病人，冠心病病史20年，房颤病史6年，同时合并高血压病，久病不愈，正气耗伤。气虚失于固摄，故活动后易汗出。气虚鼓动无力，久则血瘀脉中，故胸闷、背痛、脉沉细参伍不调。心脉瘀阻，郁而化热，心火亢盛，引动肝火，致使心肝火旺，热毒内生。热毒伤阴则口干。舌苔脉象亦表现为一派血瘀火旺之象。气虚、血瘀、热毒为本案的三大病机。其中气虚血瘀是致病的关键，同时气虚血瘀的临床表现亦较明显，故本案治疗以益气活血为主，同时佐以清热解毒。随治疗和病情的进展，患者气虚血瘀症状显著减轻，而心肝热毒症状仍较明显，故治疗改以泻火解毒，清热平肝为主，体现了同病异治的治疗原则。心系管疾病热毒学说，乃丁书文教授首倡。本案亦是这一学说的体现。本案之热毒来源于心肝火旺，故清热解毒用药选择入心肝经的黄连、钩藤、羚羊角粉。

医案十：清热解毒，活血定悸治疗室性早搏

【医案摘要】

张某，男，38岁，室性早搏。

主诉：胸痛加重20天。

现病史：患者2005年4月29日做心电图，示早搏，自觉心脏重搏感，服药后好转。20天前，无明显诱因出现胸上方针刺样疼痛，持续时间不等。烦躁易怒，乏力，纳眠可，二便调。舌红，苔薄黄，脉沉。

查体：心肺（－）。辅助检查：心电图示：室性早搏，T波低平。空腹血糖6.5 mmol/L。

中医诊断：1.心悸　气虚血瘀，热毒扰心证　　2.胸痹

西医诊断：心律失常　室性早搏

处方：

黄芪45 g	麦冬30 g	五味子9 g	元胡30 g
三七粉3 g（冲服）	冰片0.2 g（冲服）	川芎15 g	野葛根30 g
水蛭6 g	半夏9 g	栀子12 g	黄连12 g
青蒿30 g	丹皮15 g	炒枣仁30 g	甘草6 g

7剂，水煎服，日一剂。

二诊：服药可，气短有所改善，心前区感麻木，右肋下疼痛，心烦，

口干、口渴，乏力，纳眠可，二便调。舌淡红，苔淡黄，脉滑。心电图示：T波低平。

处方：上方加柴胡15 g，元胡15 g，槟榔9 g。7剂，水煎服，日一剂。

三诊：胸痛症基本消失，胸闷、气短，晨起明显。心烦减轻，体力尚可，纳眠可，二便调。舌淡红，苔薄白，脉数。查体：HR 95次/分，心肺（－）。

处方：柴胡15 g　　郁金12 g　　川芎15 g　　当归15 g
　　　　杭芍15 g　　厚朴15 g　　云苓15 g　　苏叶12 g
　　　　炒枣仁30 g　丹皮15 g　　栀子12 g　　丹参15 g
　　　　水蛭6 g　　　黄连9 g　　　野葛根30 g　甘草6 g

14剂，水煎服，日一剂。

四诊：胸闷、气短基本消失，心烦减轻。纳眠可，二便调。舌淡红，苔薄白，脉弦。

处方：上方继服7剂，水煎服，日一剂。

随访：症状消失，心电图正常，已停药，生活、工作正常。

【按语】

中医学无冠心病、心律失常的病名，从症状上看，应属"心悸""胸痹"的范畴。中医学中关于"心悸""胸痹"的病因病机有诸多的论述，热扰心神是其中一个重要的方面。如刘完素在《素问玄机原病式·六气为病·火类》说："故心胸躁动，一谓之怔忡，俗云心忪，皆为热也。"李东垣在《兰室秘藏·杂病门》中云："治心神烦乱、怔忡，兀兀欲吐，胸中气乱有热，有似懊侬之状，皆因膈上血中伏火，蒸蒸然不安。"

丁书文教授认为冠心病、心律失常的病机复杂，其中有两个最为重要，一是气虚血瘀热毒，一是气滞血瘀热毒。气虚血瘀热毒证多系年高久病患者，正气内亏，鼓动无力，心脉瘀阻，蕴积化热，热毒扰乱神明，发为胸痹、心悸。治疗多在益气活血的基础上清热解毒。气滞血瘀热毒证多为年轻新病患者，肝气郁滞，疏泄失职，血瘀脉中，蕴积化热，热毒扰乱神明，发为胸痹、心悸。治疗多在理气活血的基础上清热解毒。本案一诊时，因患者乏力、脉沉，故辨证为气虚血瘀，热毒扰心，治疗以益气活血，清热解毒，安神定悸为主。二诊时症状虽已缓解，但肋下疼痛、心烦明显，提示患者存肝气郁滞，疏泄失职的现象，故配伍疏肝理气解郁之品治疗。三诊时患者乏力消失，胸闷、气短明显，伴心烦。分析患者系中年病人，病史尚短，虽初诊时存邪伤正气、气虚血瘀现象，但经过治疗，气虚已解，体力恢复，现临床表现应为肝气郁滞，血瘀不行，再加气郁化火，引动心火，心肝火旺，扰乱心神，故调整治疗方案，以疏肝解郁，活血化瘀，清热解毒，安神定志为主。四诊时诸症皆减，最终痊愈。本案提示了同病异治的重要性。

医案十一：阴阳并补，调和营卫治疗心悸

【医案摘要】

于某，女，63岁，心律失常，冠心病。

主诉：心悸10年，加重半月。

现病史：患者1994年出现窦性心动过速，发作渐频，2年前开始出现间歇。1996年心电图示冠状动脉供血不足。半月前劳累后觉心悸，心率可达130余次/分，心律不齐，胸闷，背痛，有紧缩感。纳眠可，二便可。舌体胖大，舌红，苔黄，脉弦。

查体：BP 120/70 mmHg，HR 80次/分，心肺听诊（-）。

中医诊断：1. 心悸　气虚血瘀，热毒扰心，营卫失和证　　2. 胸痹

西医诊断：1. 心律失常　　2. 冠心病

处方：

黄芪45 g	麦冬30 g	五味子6 g	元胡30 g
冰片0.2 g^(冲服)	三七粉3 g^(冲服)	川芎15 g	当归12 g
桂枝12 g	白芍12 g	黄连12 g	青蒿30 g
苦参30 g	常山6 g	玄参15 g	炙甘草15 g
大枣3枚			

7剂，水煎服，日一剂。

二诊：服上药尚可，仍有心悸，劳则加重，背部发凉，背紧缩感，口干口苦，纳眠一般，二便调。舌淡红，舌体胖大，苔薄黄，脉弦。

处方：上方加附子12 g，杭芍15 g，木香9 g。7剂，水煎服，日一剂。

三诊：心悸，背部发凉、紧缩感减轻，但觉口干舌燥，胃脘胀痛，右侧耳鸣明显。舌暗红，苔黄，脉弦。

处方：沙参 15 g　　麦冬 15 g　　花粉 15 g　　桑叶 12 g，

　　　　黄连 12 g　　黄芩 12 g　　黄柏 12 g　　紫石英 30 g

　　　　木香 9 g　　　槟榔 9 g　　　云苓 12 g　　川芎 12 g

　　　　炒枣仁 15 g

7 剂，水煎服，日一剂。

四诊：诸症明显好转，偶有心慌，背部发紧，纳眠可，二便调。舌淡红，苔薄白，脉弦。

处方：继以初诊方治疗。12 剂，水煎服，日一剂。

患者未复诊，后电话随访，诸症基本消失。

【按语】

本案病人辨证为气虚血瘀，热毒扰心，营卫失和证。病人年过半百，阴气自半，元气衰微，再加久病伤正，正气愈亏，偶遇过劳，导致病发。气虚血行不畅，心脉瘀阻，故胸闷，有紧缩感。气虚水谷不化，湿浊内盛，蕴积化热，酿生热毒，扰乱神明，故心悸不安。气虚卫弱，营卫失和，腠理失养，故背痛，有紧缩感。治宜益气活血，清热解毒，调和营卫，方选黄芪二号方加减。丁书文教授所创的黄芪二号方，由黄芪、麦冬、五味子、元胡、三七粉、黄连、苦参、青蒿、常山、炙甘草组成，具有益气活血、清热解毒之效，是治疗冠心病、心律失常、气虚血瘀、湿热蕴积成毒的代表方剂。因热毒的成因是湿热蕴蒸，故清热解毒治疗时选择黄连、苦参、青蒿、常山清热祛湿解毒。本案益气活血、清热解毒之治，体现了这一学术思想。

本案的另一特色是针对背痛、紧缩感，用桂枝、白芍调和营卫治疗。关于营卫，《灵枢·邪客》与《灵枢·本脏》云："荣气者，泌其津液，注之于脉，化以为血，以荣四末，内注五脏六腑，以应刻数焉。""卫气者，所以温分肉，充皮肤，肥腠理，司开合者也。"若营卫不和，如《素问·逆调论》所说："营气虚则不仁，卫气虚则不用，营卫俱虚则不仁不用。"张仲景非常重视营卫二气的功能，他在《伤寒论》中，用营卫统言人体气血阴阳。对于营卫的病理，如卫强营郁、卫强营弱、卫弱营和、营卫俱弱等，仲景也论述颇多，如《伤寒论》第 387 条："吐利止，而身痛不休者，当消息和解其外，宜桂枝汤小和之。"此乃营卫俱弱之证。仲景指出气虚生化不足，营卫不振，气血津液不濡筋脉，可导致身体疼痛，治疗以桂枝汤调和营卫，无论外感内伤，皆可用之。丁书文教授效仲景之意，对于冠心病所致的肩背肢体疼痛、麻木、酸胀不适等，常以桂枝汤调和营卫，收效甚著。

本案一诊便已见效，二诊见患者背部发凉，有紧缩感，辨证为卫阳失其温煦之性，效仿《伤寒论》桂枝加附子汤，加附子以温经解肌，但附子辛燥大热，虽温经解肌，但亦助长热毒之势，且伤津液，故三诊调整治疗方案，以清热养阴为主。四诊再度改为一诊时的治疗方案，终获良效。

医案十二：清热解毒，活血化瘀治疗早搏

【医案摘要】

刘某，女，56岁，早搏。

主诉：心慌、心悸、胸闷五年，加重1天。

现病史：五年前，患者开始觉胸闷，阵发性心慌，当时查 ECG（心电图）示冠状动脉供血不足。服用丹参片、速效救心丸好转，平常亦间断服用倍他乐克。一天前因劳累、生气，感胸闷、心慌，自觉有心跳间歇感，伴口干。纳眠可，二便调。舌红，苔少，脉弦细，时有一止。

查体：BP 120/70 mmHg，HR 75次/分，可闻及早搏，心音尚可，杂音（−）。心电图示：I、AVL、V5、V6导联 ST 段下移1 mV。24小时心电图示：房早316次/24 h，室早425次/24 h。

中医诊断：1. 心悸　气阴两虚，瘀热互结证　　2. 胸痹

西医诊断：1. 冠心病　　2. 心律失常

处方：黄芪30 g　　麦冬15 g　　五味子9 g　　当归12 g
　　　元胡30 g　　青蒿30 g　　黄芩15 g　　黄连12 g
　　　川芎15 g　　酸枣仁30 g

　　　　　　　　　　　　　　　　6剂，水煎服，日1剂。

二诊：以上症状无减轻，舌红，苔少，脉弦。

处方：上方加丹参30 g，苦参15 g。6剂，水煎服，日1剂。

三诊：胸闷，心慌明显减轻，自觉早搏亦减少。舌红，苔薄，脉弦。

处方：上方继服12剂，水煎服，日1剂。

四诊：诸症明显减轻至消失。自觉早搏减少。舌红，苔薄白，脉弦。

处方：上方加生地20 g。6剂，水煎服，日1剂。

五诊：自觉早搏减少，诸症基本消失，偶有心慌，无腹泻。舌红，苔薄白，脉弦。心电图示大致正常范围。

处方：上方继服12剂，水煎服，日1剂。

后电话随访，患者自述症状消失，已停药，日常生活如常。

【按语】

本案体现了丁书文教授冠心病气虚血瘀理论及心血管疾病热毒理论。本案病人，久病不愈，耗伤正气，再加过劳伤正，元气愈加亏虚。气虚不能生津，则气阴两虚。病人由生气诱发，郁怒伤肝，疏泄失职，气机失调，气虚气郁，血运不畅，脉络瘀阻，血瘀化热，瘀热互结，变生热毒，扰乱心神，发为本证。本案辨证为气阴两虚，瘀热互结，热毒内盛，其中气阴两虚为病变之本；瘀热互结，热毒内盛为病变之标。治疗以益气养阴，清热解毒，活血化瘀为根本大法。处方用药效生脉散之意，以大剂量黄芪取代人参，配伍麦冬、五味子益气养阴。生脉散出自《医学启源》，具有益气养阴，敛汗生脉之效，是治疗气阴两伤、肢体倦怠、气短懒言、口干作渴、汗多脉虚之良药。《医方考》云："人参补肺气，麦冬清肺气，五味子敛肺气，一补一清一敛，养气之道毕矣。名曰生脉者，以脉得气则充，失气则弱，故名之。东垣云：夏月服生脉散，加黄芪、甘草，令人气力涌出。若东垣者，可以医气极矣。"丁书文教授认为，一些人服用人参后容易"上火"，以夏天尤为明显，且人参价格昂贵，使用受到限制。故丁书文教授擅以大剂量黄芪取代人参，配伍麦冬、五味子益气养阴生脉，功效与生脉散大抵相同。本案在益气养阴的基础上，以黄芩、黄连、青蒿、苦参清热解毒，以元胡、丹参、川芎等活血化瘀，并配伍生地、当归、酸枣仁等养阴清热，养心安神。本案治疗终获良效，是丁书文教授学术思想指导临床实践的见证。

医案十三：理气清热，火郁发之治疗早搏

【医案摘要】

戚某，男，39岁，冠心病、房性早搏。

主诉：心前区隐痛、气短、频发房性早搏3年。

现病史：患者3年前开始出现早搏。近3天来，因工作压力过大出现早搏加重，伴心前区隐痛，气短，汗出，乏力，纳眠可，二便调。舌红，

苔黄，脉弦结代。既往患心肌炎病史 22 年，阵发性房颤病史 1 年。

查体：BP 130/70 mmHg，HR 75 次/分，心肺（－）。辅助检查：24 h 动态心电图示房性早搏 9365 次/24 h；心电图示房性早搏，T 波低平。空腹血糖 6.5 mmol/L。

中医诊断：1. 心悸　气郁化火证　　2. 胸痹

西医诊断：1. 冠心病　　2. 早搏

处方：

柴胡 15 g	杭芍 12 g	当归 12 g	云苓 15 g
白术 12 g	党参 30 g	丹参 15 g	元胡 20 g
丹皮 15 g	栀子 12 g	黄连 9 g	青蒿 30 g
炙甘草 9 g	炒枣仁 30 g	生地 30 g	

6 剂，水煎服，日一剂。

二诊：患者自觉早搏减少，平卧时早搏明显，活动后心前区疼痛，下肢乏力。舌红，苔少，脉滑。BP 135/85 mmHg。

处方：上方加黄芪 30 g，独活 15 g。7 剂，水煎服，日一剂。

三诊：自觉早搏较前减少，活动后气短、胸闷、胸痛减轻，体力好转，纳眠可，二便调。舌淡红，苔薄白，脉滑。24 h 动态心电图示：早搏 239 次/24 h。

处方：上方继服 7 剂，水煎服，日一剂。

随访：诸症消失，心电图示 T 波低平（较前明显改善）。已停药，日常活动正常。

【按语】

本案一诊治疗以丹栀逍遥散加减以收疏肝理气、活血化瘀、清热解毒、安神定悸之效。方中柴胡、杭芍、当归、云苓、白术、党参、炙甘草疏肝理气健脾，因《金匮要略》云"见肝之病，知肝传脾，当先实脾"，故肝脾同治为常用方法。丹参、元胡、丹皮活血化瘀，栀子、黄连、青蒿、生地清热解毒，炒枣仁安神定志。二诊时症状减轻，说明经过治疗，气滞血瘀、热毒扰心已缓解，但除邪未尽，患者下肢乏力，提示邪伤正气。患者年近四旬，肾气渐亏，再加邪毒伤正，致肾气亏虚。故加黄芪、独活益气强健筋骨。三诊症状已显著好转，效不更方，继服 7 剂，显效停药。本案治疗的关键一为疏肝理气，一为清热解毒。本案之热毒实质为心肝火旺之毒，系肝火引动心火所致。清热解毒之品选择入心经与肝经的栀子、黄连、青蒿、生地，故能获效。

医案十四：升补宗气，温助元阳治疗房颤

【医案摘要】

邓某，女，46 岁，持续性房颤、起搏器置入术后。

主诉：起搏器置入术后 2 年，伴房颤 2 年。

现病史：1989 年曾患心肌炎，2007 年出现 I 度房室传导阻滞，置入起搏器后出现房颤。现感体倦乏力，头晕，夜间头胀，胃脘怕冷，喜热饮食，大便不尽感，纳可，眠一般。面色暗，舌暗红，苔腻，脉沉细缓。

查体：BP 130/80 mmHg，HR 88 次/分，律不齐，心音强弱不一，脉搏短绌，双下肢无浮肿。

中医诊断：虚劳　心气不足证

西医诊断：1. 持续性房颤　　2. 起搏器置入术后

处方：黄芪 45 g　　麦冬 15 g　　五味子 9 g　　生地 15 g
　　　山萸肉 12 g　　茯苓 15 g　　丹参 15 g　　川芎 12 g
　　　木香 9 g　　仙灵脾 15 g　　干姜 6 g　　砂仁 6 g
　　　炒枣仁 30 g　　炙甘草 9 g　　肉桂 6 g

7 剂，水煎服，日一剂。

二诊：服上方后纳可，头晕好转，现乏力、失眠、腰椎部疼痛，本周自觉心脏发颤 2 次，胃脘胀痛，便后有下坠感，双足发凉，手出汗，慢性咽炎。舌暗红，苔薄黄。

处方：上方加升麻 9 g，柴胡 12 g，知母 12 g，黄柏 12 g。7 剂，水煎服，日一剂。

三诊：服药效显，仍有乏力感，余无不适。舌红，苔薄黄，脉弱。

处方：人参 15 g　　黄芪 45 g　　麦冬 15 g　　五味子 6 g
　　　丹参 15 g　　川芎 12 g　　水蛭 6 g　　桂枝 12 g
　　　木香 9 g　　砂仁 6 g　　元胡 15 g　　炒枣仁 30 g
　　　升麻 9 g　　柴胡 9 g　　炙甘草 6 g

7 剂，水煎服，日一剂。

四诊：服药可，乏力感减轻，余无明显不适。舌红，苔薄白，脉弱。

处方：人参 15 g　　黄芪 45 g　　麦冬 15 g　　五味子 6 g

丹参 15 g	川芎 12 g	水蛭 6 g	桂枝 12 g
制附子 9 g^(先煎)	杜仲 15 g	木香 9 g	砂仁 6 g
元胡 15 g	升麻 9 g	柴胡 9 g	炙甘草 6 g
炒枣仁 30 g			

14 剂，水煎服，日一剂。

半月后电话随访，诸症消除，生活起居正常。

【按语】

本案病人，诊为虚劳，属心气不足证。患者久病伤及人体正气，加之曾行大手术，更加耗伤心气心阳，气虚则乏力，夜间阳伏阴盛，故头胀明显，气虚失于温煦故胃脘怕冷，得热则舒。治宜益气温阳，宁心安神，方药组成以黄芪、麦冬、五味子、生地益气养阴复脉，山萸肉、仙灵脾、肉桂、干姜温补脾肾之阳，丹参、川芎活血通络，茯苓、木香、砂仁健脾和胃，炒枣仁、炙甘草宁心安神。二诊患者胃脘胀，便后有下坠感，乃中气下陷，清阳不升之故，故加升麻、柴胡升提中气；患者手出汗、舌苔薄黄乃阴虚内热之象，加知母、黄柏清解虚热。三诊患者以乏力为主要表现，治疗加强益气升阳之力。四诊酌加温壮元阳之剂。本案益气活血贯穿始终，宁心安神以为辅佐，养阴温阳随证加减，体现了丁书文教授一贯的治疗用药原则。

医案十五：滋肾阴，补肾阳治疗窦性心动过缓

【医案摘要】

胡某，女，56 岁，窦性心动过缓。

主诉：头晕，耳鸣，听力下降 3－4 年，手足发凉 2－3 年。

现病史：现劳累后胸闷，多梦，头晕，耳鸣，听力下降，手足发凉疼痛，偶有肩胛、颈项疼痛，饱餐后偶有呕恶感，纳可，心烦，多梦口干，牙痛，二便调，舌红，苔黄腻，脉弦细缓。

查体：BP 130/70 mmHg，HR 50 次/分，各瓣膜听诊区未闻及病理性杂音，双下肢无浮肿。

中医诊断：眩晕 肾精不足证

西医诊断：窦性心动过缓

处方：生地 5 g	山萸肉 9 g	丹皮 15 g	泽泻 15 g

茯苓 15 g	制首乌 15 g	五味子 9 g	枸杞 15 g
仙灵脾 15 g	肉桂 6 g	制附子 6 g^(先煎)	羌活 15 g
葛根 15 g	丹参 15 g	川芎 15 g	黄芪 30 g
连翘 15 g	黄芩 12 g	生甘草 6 g	石菖蒲 12 g
柴胡 15 g			

20 剂，水煎服，日一剂。

二诊：诸症同前，胸部不适缓解，夜间下肢抽搐，纳可，眠欠佳，二便调。舌淡红，苔腻，脉弦弱。

处方：

柴胡 15 g	白芍 12 g	黄芪 15 g	黄连 9 g
丹皮 15 g	栀子 12 g	连翘 15 g	羌活 15 g
蚤休 15 g	丹参 15 g	川芎 12 g	龙胆草 9 g
炒枣仁 30 g	菊花 15 g	甘草 6 g	

7 剂，水煎服，日一剂。

随访：患者胸闷消除，其他诸症减轻。

【按语】

窦性心动过缓一般是指心率低于每分钟 60 次。丁书文教授认为窦性心动过缓的诊断也要分性别、年龄，绝不可一看心率低于 60 次/分就大剂量地应用温阳药提高心率。一般而言，年轻人心率比老年人快，儿童心率比年轻人又快。对于一个老年人来说，白天心率只要不低于 50 次/分就完全能够满足机体的需要，不必要求一定要达到标准心率。夜间心率会比白天更慢一些，只要保持在 45 次/分以上即可。

本案诊为眩晕，证属肾精不足证，患者年过半百，肾气不足，肾精亏虚，加之调养失当，肾精不能上荣清窍故多梦、头晕、耳鸣、听力下降；肾阳失于温煦故手足发凉。治宜补肾填精，温阳活血。拟方六味地黄汤加减，方中生地、山萸肉、丹皮、泽泻、茯苓、制首乌、五味子、枸杞、仙灵脾滋补肾精，肉桂、制附子温阳通脉，羌活、葛根增液舒筋，丹参、川芎、黄芪益气活血，连翘、黄芩清解虚热，生甘草、石菖蒲、柴胡和中理气。二诊患者胸部不适缓解，夜间下肢抽搐，辨证为肝火上炎，拟方丹栀逍遥散加减，方中柴胡、白芍疏肝理气，黄芪、黄连、丹皮、栀子、连翘益气活血清热，羌活、蚤休舒筋清热，丹参、川芎活血化瘀；龙胆草、炒枣仁、菊花清肝火，利头目，甘草甘缓调药。

医案十六：益气温阳，活血滋阴治疗窦性心动过缓

【医案摘要】

张某某，女，72岁，窦性心动过缓。

主诉：心跳过缓10余年。

现病史：患者有10余年窦缓病史，曾服心宝丸等药，效果一般。现胸闷，乏力，纳差，头晕，气短，手足冷，血压不稳定。现口服养心氏、速效救心丸、黄连素等。小便正常，大便干，眠差。舌红，苔薄白。

检查：1. 心电图：窦缓（47次/分）、T波改变。2. 心脏彩超示：二尖瓣关闭不全。3. 血压140/65 mmHg。

中医诊断：胸痹　心阳亏虚证

西医诊断：1. 心律失常　窦缓　　2. 冠心病

处方：西洋参15 g　　生黄芪45 g　　麦冬30 g　　五味子9 g

干姜6 g　　　　木香9 g　　　　砂仁6 g　　　半夏9 g

丹参15 g　　　川芎15 g　　　桂枝15 g　　　制附子9 g^(先煎)

生地12 g　　　炙甘草15 g

上药7剂，共为细粉，水泛为丸，每次9g，每天3次。

二诊：患者服药后效果好，胸闷减轻，心前区疼痛次数减少，心率在55次/分左右。后患者停药，近半月因寒冷出现胸闷，心慌，乏力，口干，畏寒，手足冷，偶心烦，纳差，眠浅多梦，夜尿多。舌红，苔薄白，脉缓细。血压125/65 mmHg。

处方：上方去半夏，加水蛭6 g，仙灵脾15 g，钩藤30 g，知母15 g。上方7剂，共为细粉，水泛为丸，每次9 g，每天3次。

后电话随访，一切如常，无不适发作，心率在55次/分左右。

【按语】

窦缓一病，一般认为系心阳不足，鼓动无力造成。选方用药也以麻黄附子细辛汤之属为主。丁书文教授临证多年，治疗窦缓最常用者有黄芪、西洋参、人参。

黄芪一药补气效果好，且不助火，患者服用后较少出现口干、口舌生疮等上火表现，对高血压也没有影响，临证时常用到30-45 g甚至60-90 g，补气效果很好。黄芪入药煎煮出来的药汁色微黄，气味较小，口感微苦，便于患者接受。

人参味甘微苦，性温，归脾、肺两经，具大补元气、固涩生津、安神之功效。从来源上讲，人参有园参和野山参之别；以炮制方法论，人参又可分为红参、糖参、生晒参等。人参也因其来源及炮制方法的不同，功效有所差异。丁书文教授用人参，成人一般首次用量为 15 g，若不见效，则加至 30 g。曾有学生不解地问："为何《伤寒论》等古籍中人参用量仅 3 - 6 g，而老师用量如此之多？"对此，丁书文教授指出，古人所用之人参，皆为野生人参，而今人所用之人参，药房所出者，皆为人工栽培之园参。园参较野山参，形状、性味虽近似，功效却大打折扣。现代中医临证用药时，处方上往往仅写人参，对其炮制方法不做区分，药师亦不细考，有什么参用什么参。殊不知，不同炮制方法的人参，药效是有差异的，更有加重病情的可能。有一糖尿病病人，服以人参为主的中药后渴感、虚弱现象加重，血糖不降反升。主治医生甚为不解，细究其因，原来方中人参原意为生晒参，而药房所配人参为糖参，糖尿病病人服糖，血糖岂有不升之理？此为医药分家之弊，亦为不重视炮制方法之弊，医者不可不慎。人参一药为补气药中第一，补气的力量最强。不足之处是易上火，患者使用后常出现口鼻干燥、口舌生疮等热象，且对血压有一定的影响，给高血压患者处方时要注意。

西洋参性味甘寒，特别受到偏爱进补者的追捧，丁书文教授认为西洋参补气的力量与人参相当，好处是药性甘寒，且有滋阴生津的作用，不像人参易上火。人参与黄芪皆入脾肺二经，两者皆为补气之上品。黄芪另具升阳举陷、益卫固表、利尿、托毒生肌之效。丁书文教授治疗气虚病人，首选的药物是黄芪，而非人参。他指出，有些病人用人参后，出现口舌生疮、流鼻血等现象，俗称"上火"，以夏季最为常见。而黄芪药性相对平和，即使大剂量应用亦无"上火"之弊。补阳还五汤中黄芪用量达 120 g，可见其大剂量应用的安全性。丁书文教授用黄芪，成人量一般为 45 g，效不佳加至 60 g，若再不佳，酌加人参或西洋参，一般冬季加人参，夏季加西洋参，气阴两虚者也多用西洋参。黄芪应用虽广，但并不意味着可以取代人参。在心血管系统疾病中，人参的扶危救脱功能是黄芪无法取代的。心律失常患者酌加人参效果显著，人参的抗心律失常功效也是黄芪无法比拟的。另外，人参对神经衰弱患者，消除或减轻其全身无力、头痛、失眠等症状的效果亦较黄芪为佳。

医案十七：益气温阳，活血化瘀治疗起搏器置入后

【医案摘要】

宿某某，女，71 岁，心悸。

主诉：心慌反复发作 5 年。

现病史：患者冠心病史多年，5 年前因病窦置入起搏器。现胸闷、心慌、气短、晨起加重，全身酸胀，双下肢乏力，全身游走性疼痛，偶头晕、头痛，易出汗，纳差，遇冷腹泻，易失眠。舌淡白，苔白，脉沉。心电图示：AAL 起搏，ST－T 改变。

中医诊断：心悸 阳虚血瘀证

西医诊断：1. 冠心病 2. 起搏器置入术后

处方：黄芪 30 g 桂枝 12 g 制附子 9 g（先煎） 白芍 15 g

羌活 15 g 独活 15 g 防风 12 g 川芎 9 g

红花 12 g 干姜 6 g 炒小茴 15 g 补骨脂 15 g

白术 15 g 仙灵脾 15 g 人参 15 g 炙甘草 9 g

14 剂，水煎服，日一剂。

二诊：服上药后诸症明显减轻，胸闷、心慌消失，唯感乏力，偶头晕。纳眠可，二便调。舌淡白，苔白，脉沉。

处方：上方桂枝改 6 g，加麦冬 12 g。14 剂，水煎服，日一剂。

随访：患者诸症消失，生活如常。

【按语】

丁书文教授提出心系疾病热毒学说，但并非一昧以热毒辨所有心系疾病，本例患者即为阳虚证的代表。丁书文教授认为，胸闷，乏力，全身疼痛，遇冷腹泻，实属阳虚之象，故投以桂枝、附子、炒小茴、人参、仙灵脾之属，且一诊开具 14 剂，服后果然证减。二诊时恐长用温热之剂伤阴，故桂枝减至 6 g，加麦冬护阴。由本例病历所见，并非所有病均辨为热毒，虚证、寒证当今虽少，仍可见矣。

医案十八：理气活血，安神止悸治疗室性早搏

【医案摘要】

武某，女，32 岁，频发室性早搏。

主诉：心慌反复发作 1 月余。

现病史：患者 2 月前出现心慌，诊断为室性早搏。现活动后早搏频繁，左肩臂麻木不适，左侧胁肋部胀痛，纳眠可，月经色暗。舌暗，苔白，脉数结。心电图示：心动过速，频发室早。

中医诊断：心悸　气虚血瘀证

西医诊断：心律失常　频发室早

处方：

黄芪 30 g	麦冬 15 g	五味子 9 g	生地 12 g
黄连 12 g	青蒿 15 g	元胡 15 g	野葛根 15 g
柴胡 15 g	木香 12 g	半夏 9 g	益母草 15 g
仙灵脾 15 g	川芎 15 g	夜交藤 30 g	炒枣仁 30 g
生牡蛎 30 g	甘草 9 g		

30 剂，水煎服，日一剂。

二诊：服药可，诸症减，近一周劳累后早搏再次出现，气短，左肩臂不适，余无不适。舌红，苔薄白，脉结。

处方：上方黄芪改 45 g，元胡改 30 g，加甘松 15 g，三七粉 3 g（冲服），人参 15 g，厚朴 12 g。24 剂，水煎服，日一剂。

随访：患者服后早搏基本消失。

【按语】

患者中年，操劳较多，易伤心气，早搏出现在活动后，中医认为"阳气者，烦劳则彰"，因此考虑患者系气虚，以生脉散为底方，加生地、黄连、青蒿清火，抗早搏；加柴胡、木香、半夏理气化痰；加益母草、川芎活血通经；以夜交藤、炒枣仁、生牡蛎宁心安神。二诊时因劳累再次诱发，此时黄芪改为 45 g，同时以人参大补元气，甘松宁心，三七祛瘀生新。

医案十九：补气养阴，活血解毒治疗心悸

【医案摘要】

张某某，男，56 岁，早搏，冠心病。

主诉：心慌反复发作 2 年。

现病史：心梗 20 余年，心律失常 2 年。现症见心慌，心前区疼痛，疼痛时出虚汗，放射性后背痛，腰稍有疼痛，纳眠可，二便调。舌胖，苔白腻，脉沉弱。

检查：心率 54 次/分，律齐，心音减弱。心电图示：偶发室早，陈旧性前壁心梗，完全性右束支传导阻滞。BP 130/80 mmHg。

中医诊断：1. 心悸　气阴两虚，热毒内盛证　　2. 胸痹

西医诊断：1. 室性早搏　　2. 陈旧性前壁心梗　心室壁瘤

处方：

人参 12 g	黄芪 45 g	麦冬 30 g	五味子 12 g
当归 15 g	川芎 12 g	水蛭 6 g	元胡 30 g
羌活 15 g	丹参 15 g	黄连 12 g	青蒿 20 g
炙甘草 12 g			

14 剂，水煎服，日一剂。

二诊：服药后诸症减，仍有心慌，有时疼痛，时有汗出。苔黄腻，脉弱。

处方：上方加生地 15 g，三七粉 3 g（冲服），浮小麦 30 g。14 剂，水煎服，日一剂。

三诊：自感服药后有效，现未有明显不适，自觉有力。苔薄白，脉沉弱。

处方：

人参 15 g	黄芪 45 g	麦冬 30 g	五味子 9 g
生地 15 g	当归 15 g	丹参 15 g	水蛭 6 g
元胡 30 g	三七粉 3 g（冲服）	黄连 9 g	青蒿 30 g
肉桂 6 g	炙甘草 12 g		

14 剂，水煎服，日一剂。

四诊：服药有效，偶有心慌，发作 2 次，并无其他不适。舌胖，苔薄白，脉沉弱结。

处方：

黄芪 45 g	人参 15 g	熟地 15 g	当归 15 g
丹参 15 g	水蛭 6 g	元胡 30 g	三七粉 3 g（冲服）
肉桂 6 g	黄连 12 g	青蒿 30 g	山萸肉 12 g
阿胶 11 g（烊化）	甘草 15 g	苦参 15 g	炙甘草 15 g
紫石英 30 g	麦冬 30 g	五味子 9 g	

14 剂，水煎服，日一剂。

随访：患者未再复发。

【按语】

患者具有如下特点：一，病程长，20 年前即患心梗，且合并室壁瘤；

二，病情复杂，有冠心病、早搏、室壁瘤等多种疾病；三，变证多，患者症状多。以上几个特点均属于热毒内盛的特点，因此针对病本，采用生脉散为底方，加用清热解毒、清化痰热的青蒿、黄连。胸痹一证，不离活血化瘀通络，故以当归、川芎、水蛭、元胡活血理气，疼痛放射至肩臂者加羌活。二诊时诉仍有疼痛汗出，不通则痛，以三七活血通脉，浮小麦敛汗。三诊时患者诉诸症皆减，然丁书文教授在处方时加用肉桂6g，有学生不解，丁书文教授说寒凉药物过用易伤中，少佐温热药，使热清而不伤中。

医案二十：清热化痰，宁心安神治疗早搏

【医案摘要】

王某某，女，56岁，室性早搏。

主诉：心慌反复发作20余年。

现病史：患者1991年开始出现心悸，心电图提示"室早"，每年冬季发作，静滴利多卡因有效。现又发作，活动后胸闷，纳眠可。舌暗红，苔薄白，脉结代。

中医诊断：心悸　气虚血瘀证

西医诊断：室性早搏

处方：

黄芪30g	麦冬15g	五味子9g	丹参15g
当归15g	元胡15g	冰片0.3g(冲服)	黄连9g
青蒿20g	常山6g	炒枣仁15g	紫石英30g
炙甘草15g			

7剂，水煎服，日一剂。

二诊：服药后仍有早搏，活动后胸闷，纳眠可，二便调。

处方：上方黄连改12g，青蒿改30g。14剂，水煎服，日一剂。

三诊：服药后眠可，稍腰痛，胃痛，烦躁，仍有早搏。舌暗红，苔薄白，脉细弱。

处方：

黄芪30g	麦冬15g	五味子12g	黄连12g
青蒿30g	常山6g	丹参15g	川芎15g
炒枣仁15g	当归15g	紫石英30g	炙甘草9g

14剂，水煎服，日一剂。

四诊：服药好转，早搏基本不发，手指微颤，纳眠尚可。舌暗红，苔薄白，脉结代。

处方：上方加香附 15 g，元胡 15 g，杭芍 30 g。14 剂，水煎服，日一剂。

【按语】

患者处于围绝经期，从生理特点来讲，是阴虚内热为主，活动后早搏多、舌暗红、苔薄白、脉结代是其外在表现。以生脉散加减为主方，从清热化痰、理气活血、宁心安神的角度出发，青蒿、常山、黄连清化痰热；丹参、当归、元胡、冰片活血祛瘀，理气通络；炒枣仁、紫石英、炙甘草补心气，宁心安神。二诊时仍有胸闷，黄连、青蒿加量以加强清热之力。三诊时胃部不适，考虑系冰片引起，故去掉。四诊时诸症减，患者手指颤抖，考虑肝气不疏，加香附、元胡、白芍理气滋阴。

医案二十一：滋阴潜阳，宽中理气治疗早搏

【医案摘要】

胡某某，女，66 岁，早搏。

主诉：心前区疼痛伴胸闷反复发作 4 个月。

现病史：患者 4 个月前因发作性心前区疼痛伴胸闷，给予极化液、舒血宁治疗，效可。现症见：胸闷、气短，活动后加剧，有心搏脱漏感，伴心前区疼痛，头痛，双下肢乏力，眠差易醒。舌暗红，无苔。

检查：血压 155/70 mmHg。

中医诊断：1. 心悸　阴虚阳亢证　　2. 眩晕　　3. 胸痹

西医诊断：1. 心律失常　频发室早　　2. 高血压病　　3. 冠心病

处方：	钩藤 45 g	黄连 12 g	黄芩 12 g	半枝莲 12 g
	泽泻 15 g	水蛭 9 g	生地 15 g	川芎 15 g
	杏仁 9 g	苏叶 12 g	青蒿 15 g	炒枣仁 30 g

14 剂，水煎服，日一剂。

二诊：病史同前，现胸闷气短减轻，活动后加重，多汗，纳可，入睡困难，二便正常。舌红，无苔。

处方：	钩藤 45 g	黄连 12 g	丹皮 15 g	栀子 15 g
	生地 15 g	黄柏 15 g	生牡蛎 30 g	仙灵脾 15 g

| 青蒿 15 g | 苏叶 12 g | 厚朴 15 g | 炒枣仁 30 g |
| 丹参 15 g | 水蛭 9 g | 甘草 9 g | |

14 剂，水煎服，日一剂。

三诊：服药可，胸闷气短明显减轻，多汗，纳可，二便调。舌红，无苔。

处方：上方继服。14 剂，水煎服，日一剂。

【按语】

患者虽为早搏，但血压偏高，考虑应先控制血压；头痛、双下肢乏力为阴虚阳亢之象，以钩藤方加生地凉血，青蒿清热，杏仁、苏叶宣肺，水蛭活血。二诊主诉多汗，采用丁书文教授常用的当归六黄汤，合一诊时常用的活血祛瘀药。三诊见效，守方不移。

医案二十二：清热活血，益气潜阳治疗房颤

【医案摘要】

刘某某，男，65 岁，阵发性房颤。

主诉：心慌反复发作 5 年。

现病史：患者心慌反复发作 5 年，诊断为阵发性房颤。现症见：头晕，怕冷，多汗，夜间尤甚，纳眠可，二便调。舌淡，苔薄白，脉弦。

心电图：心动过缓，V2 - V6 导联 ST 下移。

中医诊断：心悸　阴阳两虚证

西医诊断：1. 阵发性房颤　　2. 高血压病　　3. 冠心病

处方：

黄芪 30 g	麦冬 15 g	五味子 9 g	生地 15 g
黄连 12 g	葶苈子 30 g	茯苓 15 g	生牡蛎 30 g
杏仁 9 g	黄柏 15 g	黄芩 15 g	水蛭 6 g
钩藤 30 g	丹参 15 g	川芎 15 g	甘草 6 g
元胡 15 g	野葛根 30 g	泽泻 15 g	

14 剂，水煎服，日一剂。

二诊：服药可，仍心慌，头晕，头痛，双下肢乏力，腰膝酸软，面色潮红。舌淡胖，苔滑，脉弦。

处方：上方去杏仁，加白蒺藜 15 g，钩藤 15 g，杜仲 15 g。24 剂，水煎服，日一剂。

三诊：服药可，双下肢乏力，不影响生活，时有踏棉感。舌淡胖，苔滑，脉弦。

处方：上方加菟丝子15 g。24 剂，水煎服，日一剂。

【按语】

患者一方面头晕、怕冷，另一方面多汗，一时间难辨阴阳，丁书文教授辨证，此为阴阳两虚证。阳虚以生脉散为主方，阴虚则以当归六黄汤为底方，因此以生脉散合当归六黄汤，再加活血通脉药治疗。二诊时恐杏仁发散太过，进一步伤阴，故去掉，加白蒺藜祛风，钩藤平肝，杜仲补肾。三诊时仍有踏棉感，加菟丝子加强补肾之功。

医案二十三：益气活血，滋阴宁心治疗房颤

【医案摘要】

邵某某，男，23 岁，阵发性房颤。

主诉：心慌反复发作2 年。

现病史：患者有病毒性心肌炎4 年，房颤病史2 年。患者2 年前因胸闷于当地医院就诊，诊断为病毒性心肌炎、心律失常、房颤。2014 年12 月于北京行射频消融术，术后再次发作室早、房颤。2015 年3 月再次行射频消融术。现心慌，劳累明显，胸闷，气短，心前区明显不适，活动后多汗，胸痛，口干口渴，纳眠可，心烦。舌暗，苔黄厚腻，脉弦。

中医诊断：1. 心悸　气虚血瘀热毒证

西医诊断：1. 病毒性心肌炎后遗症　2. 心律失常　阵发性房颤、频发房早、阵发室速、室性早搏

处方：黄芪45 g　　西洋参15 g　　麦冬15 g　　五味子9 g
　　　生地15 g　　黄连12 g　　青蒿15 g　　元胡15 g
　　　紫石英15 g　　生牡蛎15 g　　丹参15 g　　川芎15 g
　　　连翘15 g　　炙甘草15 g　　炒枣仁15 g

　　　　　　　　　　　　　　　　　14 剂，水煎服，日一剂。

二诊：服药可，活动后心慌，胸闷，夜间盗汗，无口干口苦，纳眠可，易怒。舌暗，苔白腻，脉结代。

处方：黄芪60 g　　西洋参15 g　　麦冬15 g　　五味子9 g
　　　生地15 g　　黄连12 g　　青蒿15 g　　元胡15 g

三七粉 3 g(冲服)	黄柏 15 g	丹参 15 g	赤芍 15 g
红花 12 g	生牡蛎 30 g	栀子 15 g	炙甘草 15 g
黄芩 14 g	连翘 15 g	紫石英 15 g	

14 剂，水煎服，日一剂。

三诊：房颤发作减少，劳累、情绪激动后心慌，盗汗减轻。舌暗，苔白厚，脉缓。

处方：上方加柏子仁 15g。14 剂，水煎服，日一剂。

随访：患者生活如常。

【按语】

本案患者虽然年龄较轻，但属多病久病，病程长，变证多，进行过多次射频消融术，舌脉象均属于气虚血瘀热毒证的范畴。丁书文教授治疗气虚血瘀热毒证最常用生地、黄连、青蒿、连翘，再加紫石英、牡蛎、炙甘草宁心安神。二诊时加重活血药，并将黄芪改为 60 g，即是加强益气活血之力。三诊好转，只加柏子仁宁心安神。

医案二十四：解毒安神，益气活血治疗房性逸搏心律

【医案摘要】

王某某，女，34 岁，房性逸搏心律。

主诉：心慌反复发作半年。

现病史：患者近半年心慌反复发作，现症见：胸闷，嗝气，心慌，背痛，发作与情绪有关，口干，乏力。舌红，苔薄白，脉弦。

心电图：ST－T 改变。

中医诊断：心悸　气阴两虚，瘀血内阻证

西医诊断：心律失常　加速的房性逸搏心律

处方：黄芪 30 g	麦冬 15 g	五味子 9 g	生地 15 g
连翘 15 g	丹参 15 g	川芎 9 g	羌活 15 g
木香 12 g	厚朴 12 g	炒枣仁 15 g	柏子仁 15 g
炙甘草 15 g			

14 剂，水煎服，日一剂。

二诊：乏力减轻，发作次数减少，仍有心慌，气短，乏力，怕冷。舌红苔白，舌体胖大有齿痕，脉沉细弦。

处方：上方加元胡15 g，肉桂9 g。14剂，水煎服，日一剂。

三诊：服药好转，仍有心慌、气短，乏力缓解，纳眠一般，多梦，二便调。舌红苔黄，脉弦数。

处方：上方去肉桂、羌活，加黄连9 g，紫石英15 g，生牡蛎30 g，炒枣仁改30 g。14剂，水煎服，日一剂。

四诊：夜间胸闷，气短，耳鸣，心虚胆怯，眠差，多梦，小便黄，大便稀。舌红，苔黄，脉弦数。

处方：

生地15 g	山萸肉9 g	茯苓15 g	丹皮15 g
当归12 g	白芍15 g	川芎9 g	黄芪15 g
麦冬15 g	五味子9 g	炒枣仁30 g	夜交藤30 g
紫石英15 g	蝉衣9 g	仙灵脾15 g	野葛根30 g
甘草6 g			

14剂，水煎服，日一剂。

随访：患者服药后仍有耳鸣症状，余无不适。

【按语】

患者心慌，嗝气，发作与情绪有关，口干，乏力，考虑气阴两虚，生脉散为底方，生地、连翘解毒，丹参、川芎活血祛瘀，木香、厚朴行气导滞，枣仁、柏子仁宁心安神。二诊诉怕冷，舌体胖大，加元胡、肉桂。三诊多梦，加紫石英、生牡蛎敛心安神。四诊所述症状以肾虚为主，遂改用六味地黄汤加枣仁、夜交藤安神，紫石英补气。后患者症状基本缓解。

医案二十五：温振心阳，理气和营治疗窦性心动过缓

【医案摘要】

张某某，女，72岁，窦性心动过缓。

主诉：心慌10余年。

现病史：患者有心动过缓病史10余年，心率45次/分左右。现胸闷，乏力，纳差，头晕，气短，手足冷凉，血压不稳定。大便秘结，眠差。舌红，苔薄白，脉缓。

检查：心电图示窦缓、T波改变。血压140/65 mmHg。

中医诊断：1. 心悸　阳虚血瘀证　　2. 胸痹

西医诊断：1. 窦性心动过缓　　2. 冠心病

处方：西洋参 15 g　　黄芪 45 g　　麦冬 30 g　　五味子 9 g
　　　干姜 6 g　　　　木香 9 g　　　砂仁 6 g　　　半夏 9 g
　　　丹参 15 g　　　川芎 15 g　　　桂枝 15 g　　　制附子 9 g
　　　生地 12 g　　　炙甘草 15 g

7 剂，水煎服，日一剂。

二诊：服药可，现偶有胸闷、心慌，心前区疼痛，乏力，偶有头晕，纳差，眠浅易醒，多梦。脉弦缓。

检查：血压 130/70 mmHg。

处方：上方去半夏，加水蛭 6 g，仙灵脾 15 g，钩藤 30 g，知母 15 g。14 剂，水煎服，日一剂。

三诊：胸闷发作减少，心率 50 次/分左右，双下肢夜间轻度浮肿，腹满，大便可，小便频。舌淡红，苔薄黄，脉弦缓。

处方：黄芪 30 g　　　麦冬 15 g　　　五味子 9 g　　　生地 12 g
　　　泽泻 15 g　　　茯苓 15 g　　　木香 12 g　　　砂仁 6 g
　　　元胡 15 g　　　炒枣仁 30 g　　夜交藤 30 g　　防风 12 g
　　　干姜 6 g　　　钩藤 30 g　　　甘草 6 g

6 剂，配水丸，每次 9 g，每天 3 次。

随访：后患者以此方配水丸，持续服用半年，效果良好。

【按语】

患者以窦缓为主，手足冷凉，乏力，考虑阳虚血瘀证，西洋参、黄芪、桂枝、附子益气温阳，干姜、木香、砂仁培中益胃，丹参、川芎、生地活血化瘀。二诊胸闷、心慌，以水蛭活血通络，仙灵脾温阳，钩藤、知母清热平肝，滋阴润燥。三诊以生脉散加生地、泽泻益气养阴，木香、砂仁益胃，枣仁、夜交藤安神，防风固表，干姜益胃。

医案二十六：祛风活血，益气清热治疗早搏

【医案摘要】

刘某某，男，59 岁，心律失常。

主诉：早搏 2 月。

现病史：患者 2 月前开始出现早搏，有口干。高血压病史 3 月，自服降压药，效果差。舌暗，苔黄厚，脉缓。

检查：心电图示 ST - T 下移。

中医诊断：1. 心悸　　2. 胸痹　热毒结心证

西医诊断：1. 早搏　　2. 冠心病　　3. 高血压病

处方：黄芪 15 g　　麦冬 15 g　　五味子 9 g　　生地 15 g

　　　黄连 9 g　　　黄柏 12 g　　野葛根 30 g　　钩藤 30 g

　　　白蒺藜 15 g　川芎 9 g　　　丹参 15 g　　　甘草 6 g

　　　　　　　　　　　　　　　　　14 剂，水煎服，日一剂。

二诊：病史同前，患者每至下午 4 - 5 点早搏明显，血压控制在 140 - 150/70 - 80 mmHg 左右，左小指麻木。纳可，眠稍差，二便调。舌红，苔黄，脉弦。

心电图：ST - T 改变。

处方：上方加水蛭 9 g，炒枣仁 30 g。14 剂，水煎服，日一剂。

三诊：病史同前，晨起早搏减轻，血压平稳，入睡困难，多梦。

处方：黄芪 30 g　　麦冬 15 g　　五味子 12 g　　生地 15 g

　　　黄连 12 g　　青蒿 15 g　　苦参 9 g　　　野葛根 15 g

　　　丹参 15 g　　川芎 15 g　　水蛭 9 g　　　炒枣仁 30 g

　　　夜交藤 30 g　紫石英 15 g　木香 9 g　　　甘草 6 g

　　　　　　　　　　　　　　　　　14 剂，水煎服，日一剂。

四诊：服药可，患者自述饥饿时心慌，平素早搏较前减轻，脉搏参伍不调，血压在 140 - 150/90 mmHg 左右。纳眠可，二便调。舌红，苔黄腻，脉弦滑。

处方：上方加钩藤 15 g，元胡 15 g。14 剂，水煎服，日一剂。

【按语】

患者血压难以控制，舌苔黄厚，考虑痰热中阻，毒结心脉，治疗时应以益气养阴，解毒活血为主旨。丁书文教授言，生脉散为心病科益气养阴第一方，恐人参易生热，故以黄芪代之。生地、黄连、黄柏清热解毒，钩藤、白蒺藜祛内风，川芎、丹参为活血之属。二诊诉小指麻木，实属络闭不通，水蛭通络之力强，眠差加枣仁安神。三诊主诉早搏和失眠，青蒿、苦参为治疗早搏之要药，夜交藤、紫石英与枣仁协同，加强重镇安神之效。

第二节　胸痹医案

医案一：补气活血，清热祛风治疗心绞痛

【医案摘要】

王某，男，65 岁，冠心病不稳定性心绞痛。

主诉：胸闷 3 年，加重 2 周。

现病史：患者 3 年前无明显诱因觉胸闷，当时查体心电图及胸片未见异常，自诉服速效救心丸后缓解，未正规治疗。2 周前，无明显诱因感胸闷加重，轻微劳动易引起，静息时亦感胸闷，伴乏力、口干、纳呆、眠差、心急，纳可，二便调。舌暗紫，苔薄白，脉弦。既往无高血压、高血脂病史。

查体：HR 75 次/分，杂音（－），肺底啰音（－）。心电图示正常范围。24 小时动态心电图示间断 ST－T 改变。

中医诊断：胸痹　气虚血瘀热毒证

西医诊断：冠心病

处方：

黄芪 45 g	麦冬 30 g	五味子 9 g	元胡 30 g
冰片 0.2 g（冲服）	三七粉 3 g（冲服）	川芎 15 g	水蛭 6 g
野葛根 30 g	防风 12 g	甘草 6 g	

6 剂，水煎服，日一剂。

二诊：乏力明显好转，近日觉心慌、失眠。舌淡紫，苔薄，脉弦。心电图示，正常范围心电图。

处方：上方加远志 9 g，酸枣仁 30 g。12 剂，水煎服，日一剂。

三诊主诉：胸闷、心慌等明显减轻，失眠好转。舌淡，苔薄黄，脉弦。

处方：上方继服 10 剂，水煎服，日一剂。

四诊主诉：症状基本消失。舌淡暗，苔薄黄。

处方：上方善后 6 剂，水煎服，日一剂。

【按语】

胸痹之证最是变化莫测，发病之初，患者往往仅有不适症状，普通心电图检查由于监测时间短，难有阳性结果，但应立即着手治疗。如失去先机，患者病情进一步发展，终成胸痹。由此可见，胸痹伊始，病在络脉，病理因素多为络脉绌急，随着病程进展，病情加重，脉道渐渐不通，形成有形之邪阻于脉道，不通则痛。如此时再失治误治，则极易发展为真心痛。《诸病源候论·心病诸候》："心为诸脏主而藏神，其正经不可伤，伤之而痛，为真心痛。"虽然现代医学已经有经皮血管内成形术等治疗技术，但是心肌梗死的死亡率仍然很高。因此，早期预防是很重要的。

本案病人年过五十，阴气自半，加之症状出现后失治，进一步耗伤人体气阴。气虚则乏力，胸中之气机不展，故胸闷。阳气者，烦劳则张，故劳动后胸闷加重。脾胃气虚则纳呆。阴虚则口干、心烦。舌紫黯，苔薄白，脉弦。诊为胸痹，证属气阴两虚，治宜益气养阴，活血通络。二诊时病人已获效，唯心慌、失眠尚存，故加远志、炒枣仁以安神定志。

本案患者当属心绞痛轻症，劳力容易引起胸闷发作，心电图没有明显改变，但 24 小时心电图显示有缺血性改变。对于此种情况，丁书文教授从气虚血瘀论治，方药以益气活血化瘀为主，从该方药看，黄芪、麦冬为常用补气药物，三七粉、川芎、水蛭为丁书文教授常用活血药物。此方思路简洁，效专力宏，为丁书文教授治疗冠心病的常规理法方药。

医案二：清热解毒，固护阴津治疗 PCI 术后

【医案摘要】

徐某，男，72 岁，冠心病 PCI 术后，高血压病，糖尿病。

主诉：反复胸痛 9 年。

现病史：患者 9 年前因胸痛于医院住院，诊为冠心病心绞痛，后发现后壁心肌梗死，持续服欣康、拜阿司匹林、倍他乐克、波利维、舒降之、雅施达。2007 年 3 月症状加重，于某医院放置支架 5 个，9 月份症状反复，又放入支架 5 个。现活动后胸闷，气短，下肢浮肿，无胸痛、心慌、乏力，纳眠可，二便调。舌暗红，苔黄，脉弦。既往患高血压病 30 年、糖尿病 10 年。

查体：BP 140/85 mmHg，HR 75 次/分，心音有力，瓣膜杂音（－），A2＞P2。心脏彩超示：大致正常。

中医诊断：1. 胸痹　气虚血瘀证　　2. 消渴

西医诊断：1. 冠心病　PCI 术后　　2. 高血压病　　3.2 型糖尿病

处方：

黄芪 30 g	麦冬 30 g	五味子 12 g	元胡 30 g
三七粉 3 g（冲服）	冰片 0.2 g（冲服）	川芎 15 g	野葛根 30 g
水蛭 6 g	炙甘草 6 g	泽泻 30 g	茯苓 30 g
羚羊粉 1 g（冲服）	半枝莲 15 g	钩藤 45 g	连翘 15 g
黄连 12 g	生地 15 g		

7 剂，水煎服，日一剂。

二诊：服药稍好转，胸部憋闷、下肢浮肿稍减轻，视物模糊，皮肤瘙痒，纳眠可，二便调。舌暗红，苔黄，脉弦。

处方：上方加枸杞 15 g，菊花 15 g，白藓皮 15 g，防风 9 g。12 剂，水煎服，日一剂。

三诊：服药稍好转，胸部憋闷，下肢浮肿稍减轻，面部浮肿，仍视物模糊，皮肤瘙痒。纳眠可，二便调。舌暗红，苔厚腻，有瘀斑，脉弦。眼科检查发现泪囊堵塞。

处方：

黄芪 30 g	麦冬 30 g	五味子 12 g	元胡 30 g
三七粉 3 g（冲服）	冰片 0.2 g（冲服）	川芎 15 g	野葛根 30 g
水蛭 6 g	炙甘草 6 g	瓜蒌 15 g	黄连 12 g
泽泻 15 g	茯苓 15 g	冬瓜皮 30 g	大腹皮 15 g
钩藤 45 g			

21 剂，水煎服，日一剂。

四诊：服药后减轻，仍憋闷，浮肿，视物模糊，皮肤瘙痒，症状同前，纳眠可，二便调。舌红，苔腻，脉沉弦。

处方：

黄芪 30 g	生地 15 g	黄连 12 g	泽泻 30 g
决明子 15 g	制首乌 15 g	山楂 15 g	丹参 15 g
川芎 12 g	水蛭 6 g	桂枝 9 g	茯苓 30 g
白术 12 g	猪苓 15 g	冬瓜皮 30 g	白藓皮 15 g
人参 15 g			

14 剂，水煎服，日一剂。

随访：患者未再复诊，诸症减轻。

【按语】

本案患者曾两次行支架置入术，共置入 10 个支架，这在临床上是比较罕见的。患者年过半百，阴气自半，元气衰微，阴津虚乏。气虚血行不畅，心脉瘀阻而见反复胸痛、胸闷；脉络瘀阻，血瘀化热，热为火之渐，火为热之极，毒为火之聚，火热之邪蕴蓄不解而成热毒。水不自行，赖气以动，气虚推动无力或血瘀、热毒阻滞，水液停聚，化生湿邪，而见肢体浮肿；肝阳上亢，热毒蕴结，而见高血压；气虚则气短。就本案而言，痰瘀毒邪是关键。热毒、痰浊、瘀血胶结，阻碍气机，致气的升降出入失常，气机郁滞则加重痰浊、瘀血，形成恶性循环。痰浊、瘀血伏于体内，不能及时排出，蕴积不解，即成为毒。治宜益气养阴，活血利水解毒。

冠心病介入后虽然血管暂时畅通，但是由于体内的痰浊、瘀血没有从根本上清除，加之血管内植入异物后，更阻滞了血脉中气机的运行。丁书文教授发现，支架置入术后患者，有的置入支架后心电图未有大的好转；有的心电图恢复正常，但胸闷、胸痛等症状仍持续存在；还有的置入支架后很快发现再狭窄。丁书文教授常辨其证为"热毒"。因为这类患者往往反复发作，病程较长，病势缠绵，符合热毒证的辨证特点。本病早期以实证为主，多因痰浊内盛，气滞血瘀为主，后逐渐累及五脏，形成虚实夹杂的证候。治宜益气养阴，活血利水解毒。全方结构紧凑，是益气养阴、活血利水解毒的代表方剂。

医案三：解毒活血，通络止痛治疗 PCI 术后

【医案摘要】

杨某，男，43 岁，冠心病 PCI 术后。

主诉：阵发胸痛、心慌半年。

现病史：患者 2001 年 1 月因急性下壁、后壁心肌梗死行 PCI 治疗，术后无明显不适。半年前，无明显诱因感阵发心慌，胸痛，每天发作 1 - 2次，乏力，感左手臂麻木，四肢发冷，无胸闷，无头晕头痛，纳眠可，二便调。舌红苔少，脉弱。现服用阿司匹林、欣康等常规西药。既往高血压病史 10 余年，服用洛丁新，血压维持在正常范围。

查体：HR 70 次／分，BP 130/70 mmHg，心音有力，A2 = P2，心肺杂

音（－），腹软。

中医诊断：胸痹　气阴两虚证

西医诊断：冠心病　PCI 术后

处方：黄芪 30 g　　　麦冬 30 g　　　五味子 9 g　　　川芎 15 g

　　　当归 12 g　　　野葛根 30 g　　　水蛭 6 g　　　丹参 15 g

　　　半枝莲 15 g　　　炙甘草 9 g　　　桑枝 15 g

6 剂，水煎服，日一剂。

二诊：症状有所减轻，仍感心慌，手臂麻木，心前区隐痛，气短。舌红，苔少，脉细。

处方：上方加羌活 15 g，元胡 30 g，三七粉 3 g（冲服）。6 剂，水煎服，日一剂。

三诊：胸痛基本消失，感心慌、耳鸣、气短、手麻木，纳眠可。舌红，苔薄白，脉细。

处方：上方加桂枝 12 g，白芍 15 g，石菖蒲 15 g。6 剂，水煎服，日一剂。

四诊：仍感心慌气短。舌红，苔薄白，脉细。

处方：柴胡 20 g　　　川芎 15 g　　　当归 15 g　　　赤芍 15 g

　　　桂枝 12 g　　　冰片 0.3 g（冲服）　石菖蒲 15 g　　　天竺黄 9 g

　　　麦冬 30 g　　　紫石英 30 g　　　羌活 15 g　　　夜交藤 30 g

6 剂，水煎服，日一剂。

五诊：心慌气短明显减轻，耳鸣、手足麻木等消失。纳眠可，二便调。舌红，苔少，脉弦。

处方：上方桂枝改 15 g，加黄芪 30 g，杜仲 12 g。14 剂，水煎服，日一剂。患者服后诸症消失。

【按语】

病人 PCI 术后 2 年，再发心绞痛，初诊以益气养阴、活血通络为法，效果较好，该方为丁书文教授治疗冠脉血管重建术后或者不能手术者的常用治法方药，除用半枝莲外，也常常以蚤休加减使用。二诊患者仍感胸痛，丁书文教授加强通络止痛药物，选用元胡、三七等，胸痛明显消失。三诊辅以调和营卫，四诊以柴胡疏肝散加减，安神定志。五诊诸症基本消失，巩固治疗。此案反映了丁书文教授治疗此类疾病的思路，患者冠脉血管重建术后或者胸痛缓解后，有些常常出现心慌、失眠等症状，此时参以调和营卫、疏肝理气、安神定志等效果较好。

医案四：大补元气，清热解毒治疗缺血性心肌病

【医案摘要】

薛某，男，56岁，冠心病。

主诉：胸闷6年，加重半年。

现病史：患者6年来阵发胸闷，心电图示冠状动脉供血不足，服用抗心绞痛药物有所好转。6月前又感胸闷加重，劳力更甚，不能行轻微体力活动，伴口干、乏力，时有咳嗽，下肢轻度浮肿，纳呆，眠差，二便尚可。舌红，苔薄黄，脉沉。既往史：高血压病10年，冠心病6年，糖尿病6年。

查体：T 36.5 ℃，P 68 次/分，R 19 次/分，BP 110/60 mmHg，HR 68次/分，心音低钝，心尖搏动点在左锁骨中线外侧2 cm，闻及2/6级收缩期杂音，两肺底少许湿啰音，尚能平卧，颈静脉怒张（＋），双下肢浮肿。心电图示：V3 – V6 导联 ST – T 下移。心脏彩超：心腔扩大，缺血性心肌病。

中医诊断：1. 胸痹　阳虚水停证　　2. 消渴

西医诊断：1. 冠心病　　2. 心功能不全　心功能Ⅲ级　　3. 缺血性心肌病　　4. 糖尿病　　5. 高血压病

处方：人参15 g　　黄芪45 g　　麦冬30 g　　五味子12 g
　　　　肉桂9 g　　　云苓30 g　　泽泻30 g　　猪苓15 g
　　　　丹参15 g　　半枝莲15 g　连翘15 g　　五加皮9 g
　　　　黄连12 g　　炙甘草12 g

6剂，水煎服，日一剂。

二诊：胸闷、乏力、口干等症状减轻。舌暗，苔薄白，脉弱。

处方：上方继服12剂。

三诊：胸闷、乏力、口干等症状明显减轻，下肢浮肿消失。舌暗，苔薄白，脉较前有力。

处方：上方去黄连，为丸药，每次9 g，每日三次。

四诊：胸闷、乏力、口干等症状消失，能进行中度体力活动，下肢无

浮肿。舌暗，苔薄白，脉缓。

处方：上方为丸，继服。

【按语】

本例患者高血压、糖尿病多年，为冠心病缺血性心肌病，丁书文教授对此多以热毒病机立论，除常规益气温阳、活血利水外，佐以半枝莲、连翘清热解毒。守方两月，后以丸药为继。该案是丁书文教授益气活血解毒疗法的典型代表。

医案五：调和营卫，温阳固元治疗 PCI 术后

【医案摘要】

牛某，女，56 岁，冠心病心绞痛，PCI 术后。

主诉：胸闷、乏力 2 月。

现病史：2 月前行支架置入术，术后面色晦暗，劳累后胸闷，感疲倦乏力，伴冷汗，肢冷，身痛，畏寒。畏冷食，眠可，小便调，大便干。舌质黯红，脉沉。2 月前因胸痛于医院置入支架 2 枚。

查体：BP 130/80 mmHg。HR 68 次/分，心音尚可，瓣膜杂音（－），双肺听诊（－），下肢无浮肿。血糖：8.43 mmol/L。甘油三酯：2.96 mmol/L。尿酸：458 umol/L。

中医诊断：胸痹　气阳两虚，瘀阻心脉证

西医诊断：冠心病　PCI 术后

处方：人参 15 g　　黄芪 45 g　　麦冬 15 g　　五味子 9 g
　　　　桂枝 12 g　　白芍 15 g　　白术 12 g　　当归 9 g
　　　　丹参 15 g　　川芎 12 g　　水蛭 6 g　　仙灵脾 15 g
　　　　浮小麦 30 g　　炙甘草 9 g

14 剂，水煎服，日一剂。

二诊：诸症减轻，仍劳累后胸闷憋气，乏力，四肢凉，汗多，纳可，眠差，小便调，大便 2~3 日一行，质可。舌质黯红，脉沉弱。

处方：上方改当归为 15 g，加制附子 9 g（先煎），炒枣仁 15 g，大黄 6 g（后下）。14 剂，水煎服，日一剂。

三诊主诉：服药中断，现患者感乏力，易困，劳累后胸闷、憋气，晨起头晕，纳可，眠差，入睡难，大便 2~3 日一行。质可，小便调。舌质黯

红，脉沉弱。

处方：人参 30 g　　　黄芪 45 g　　麦冬 15 g　　　五味子 9 g

　　　　山萸肉 12 g　　茯苓 15 g　　生地 15 g　　　阿胶 11 g^{（烊化）}

　　　　肉桂 9 g　　　　当归 9 g　　　白芍 12 g　　　羌活 15 g

　　　　炒枣仁 30 g　　夜交藤 30 g　仙灵脾 15 g　　炙甘草 9 g

　　　　　　　　　　　　　　　　　　14 剂，水煎服，日一剂。

1 月后电话随访，患者症状减轻，仍服上方善后。

【按语】

冠心病 PCI 术后病人，气短乏力、倦怠症状常见，此乃元气大伤之故。气虚失运，心脉瘀阻，可致胸闷胸痛。丁书文教授治疗这类病人，基本上是从气虚血瘀着手进行的。但本例病人，表现畏寒肢冷、冷汗自出、身痛，此乃卫阳不布、营卫不和之象。故丁书文教授以此为契机，辨证为气阳不足，营卫失调，心脉瘀阻。治疗以益气温阳，调和营卫，活血化瘀为主。拟方以生脉散合桂枝汤加减化裁。生脉散出自《医学启源》，由人参、麦冬、五味子组成，原为暑伤气阴，乏力汗出所制，方中人参、麦冬补心气，益心液，五味子敛气生津，故为补益心脏气液之方。丁书文教授常以此方伍大剂量之黄芪，用治气虚自汗证，收益气固表、敛阴止汗之效。本案气阳不足，营卫失调，故以生脉散合并调和营卫之名方桂枝汤加减化裁。本案在汗证的治疗方面，收痊愈之效，同时，其他症状也得到显著改善，并提示了复杂病情的辨证论治，可以从某一症状、某一方面展开进行。

本案病人，术后气血阴阳俱亏，故治疗显效后，以气血阴阳俱补之法善后，这是一般虚劳之类的慢性病常用的治疗原则。该病人方选具有益气滋阴、通阳复脉之效的炙甘草汤加减。

医案六：祛风通络，清热化痰治疗 PCI 术后

【医案摘要】

付某，男，56 岁，冠心病，PCI 术后。

主诉：头晕 2 月。

现病史：患者冠心病支架术后半年，近 2 月来觉头晕，未觉胸闷、胸痛。纳呆，无明显乏力，余无不适。舌红，苔黄厚，脉弦。既往有高脂血

症病史 10 年，服药之后血脂控制在正常范围。

查体：BP 110/70 mmHg，HR 75 次/分，心音尚可，瓣膜杂音（－），肺听诊（－），下肢无浮肿。

中医诊断：眩晕　痰热上扰证

西医诊断：冠心病　PCI 术后

处方：

黄芪 30 g	麦冬 20 g	五味子 12 g	元胡 30 g
三七粉 3 g（冲服）	冰片 0.3 g（冲服）	川芎 15 g	野葛根 30 g
地龙 9 g	僵蚕 9 g	瓜蒌 15 g	黄连 9 g
白术 15 g	泽泻 15 g		

6 剂，水煎服，日一剂。

二诊：头晕减轻，未有其他不适。舌红，苔黄厚，脉弦。

处方：上方加栀子 12 g。15 剂，水煎服，日一剂。

三诊：头晕基本消失，无其他不适。舌红，苔薄黄，脉弦。

处方：上方继服 15 剂，水煎服，日一剂。

1 月后电话随访，患者症状消除，体格检查（－），能正常工作生活。

【按语】

丁书文教授认为益气活血是冠心病贯穿始终的治疗原则，并以此为治则创黄芪一号方。本案病人，并无明显的乏力、胸闷、胸痛症状，但冠心病病史确凿，并且是 PCI 术后病人。辨证分析，患者心有痼疾，心气暗耗、鼓动无力，血运不畅，心脉瘀阻。本案病人痰浊内蕴，胶结不化，蕴积化热为致病之标，气虚血瘀为致病之本。故治以豁痰清热，益气活血，其中豁痰清热为治标，益气活血为治本。拟方以黄芪一号方加豁痰清热之品治疗。本案祛痰采用了多种方案，既用健脾化湿的白术，又用利水渗湿的泽泻；既用化痰散结之瓜蒌，又用搜风通络祛痰之僵蚕、地龙，这是因为患者病程较长达两月，顽痰胶结难化。在上述祛痰药中，泽泻、瓜蒌、地龙皆具有清热作用，配伍苦寒之黄连清热燥湿，可使痰热豁然而解，故曰豁痰清热。益气活血采用丁书文教授所创之黄芪一号方，方中效生脉散之意，以大剂量黄芪取代人参，配伍麦冬、五味子共奏益气生脉之效，并配伍元胡、川芎、三七粉、冰片、葛根等活血通络之品。一诊治疗后，纳呆消失，头晕减轻，痰热上犯虽减，但舌象提示清热之力不足，故加清热泻火、荡涤积热之栀子。二诊疗效显著，继续守方治疗，达痊愈。本案特点为既注重豁痰清热治病之标，又不忽视益气活血治病之本，且豁痰清热采用多种途径。

医案七：涤痰清热，健脾活血治疗冠心病合并高脂血症

【医案摘要】

高某，男，57 岁，冠心病，高脂血症。

主诉：胸闷阵发，头昏 3 天。

现病史：患者平素体健，3 年前查体发现血脂升高，未做处理。3 天前觉阵发胸闷，头昏来诊。身体酸重，口干。纳眠可，二便调。舌红，苔黄厚腻，脉弦。

查体：T 36.5 ℃，BP 130/80 mmHg，形体肥胖，HR 70 次/分，心音有力，瓣膜杂音（-），A2 = P2。心电图示：下壁导联 T 波倒置，V4 - V6 导联 ST 段下移。血生化：总胆固醇 7.2 mmol/l，甘油三酯 2.3 mmol/l。

中医诊断：1. 胸痹 痰热闭阻证 2. 眩晕

西医诊断：1. 冠心病 2. 高脂血症

处方：黄连 12 g　　竹茹 15 g　　枳实 12 g　　陈皮 12 g
　　　　云苓 15 g　　瓜蒌 15 g　　半夏 9 g　　胆南星 12 g
　　　　野葛根 30 g　川芎 12 g　　当归 15 g

6 剂，水煎服，日一剂。

二诊：胸闷、头晕等减轻，纳眠、二便尚可。舌红，苔黄腻，脉弦。

处方：上方加草决明 15 g，生山楂 15 g。14 剂，水煎服，日一剂。

三诊：胸闷、头昏等明显减轻，身体酸重感亦减轻。舌淡红，苔薄黄，脉弦。

处方：上方去半夏、胆南星、黄连。7 剂，水煎服，日一剂。

四诊：胸闷、心慌基本消失。舌淡红，苔薄黄，脉弦。

处方：上方继服 6 剂，水煎服，日一剂。

随访：诸症消除，心电图示下壁导联 T 波倒置、V4 - V6 导联 ST 段下移减轻。

【按语】

本案病人的辨证，应从体质因素着手考虑，四诊合参。中医学所说的体质因素，是指机体以五脏为中心的形体结构、功能活动和精血津液等生命要素的总和，它由先天禀赋与后天发育共同构筑而成，具有相对稳定的生理特征。体质的阴阳偏颇决定机体疾病状态时阴阳失衡的发展方向，如陈修园在《伤寒论浅注·读法》中所云："人之形有厚薄，气有盛衰，脏有寒热，所受之邪，每从其人之脏气而为热化、寒化。"中医体质学说认为，"胖人多痰湿，瘦人多阴虚"。本案病人，形体肥胖，病邪易从湿化，津液输布运化迟缓，可致痰浊壅滞。痰阻气机，胸阳失展，络脉瘀阻，故胸闷；痰浊闭阻，清阳不升，故头晕；痰湿困阻，气机不畅，故身体酸重；痰浊蕴积化热，故口干、舌红、苔黄厚腻。故治疗以清热化痰，活血通络为主，方选黄连温胆汤加减。黄连温胆汤是治疗痰热闭阻的著名方剂，在其基础上再加瓜蒌、胆南星以增清热豁痰之效，并以野葛根、川芎、当归活血通络。因患者血脂高，故二诊治疗时辨病与辨证相结合，加用现代药理研究证明具有降脂作用的草决明、生山楂。丁书文教授十分重视现代药理研究成果，他认为，作为一个合格的现代中医师，不仅要熟悉常用中药的药性、功效、主治，还应了解其药理作用机制。治疗高脂血症，丁书文教授常在辨证论治的基础上加草决明、生山楂、片姜黄等，便是吸取现代药理研究成果的体现。

医案八：滋阴潜阳，益气活血治疗冠心病合并高血压病

【医案摘要】

福某，女，70岁，冠心病，高血压病。

主诉：胸闷、胁痛19年，加重4个月。

现病史：2019年4月因生气出现胸闷、胁痛，住院治疗后好转（具体情况不详）。现感胸闷、气短，两侧胁肋部疼痛，左侧头痛、躯体发热、口干、口苦，消瘦明显，乏力，纳差、眠差，大便干，小便调。舌暗红，苔白，脉滑数。既往高血压病史1年。

查体：BP 165/70 mmHg，HR 70次/分。辅助检查：心电图示 ST－T改变。

中医诊断：胸痹　气阴两虚证

西医诊断：1. 冠心病　　2. 高血压病

处方：黄芪 45 g　　麦冬 30 g　　五味子 9 g　　元胡 30 g

冰片 0.2 g^{（冲服）}　三七粉 3g^{（冲服）}　川芎 15 g　　水蛭 6 g

野葛根 30 g　　钩藤 30 g　　泽泻 30 g　　玄参 15 g

当归 15 g　　杏仁 9 g　　天麻 15 g　　甘草 6 g

6 剂，水煎服，日一剂。

二诊：服药可，胸闷、胁痛较前明显好转，左侧肢体发热感消失，口干、口苦减轻，自觉头晕，左侧肢体麻木、乏力，纳眠差，二便调。舌红，苔薄白，脉细弦。

处方：上方加浙贝 9 g，蚤休 15 g，土元 9 g。6 剂，水煎服，日一剂。

三诊：近日血压 175/90 mmHg 左右，头晕，头痛，乏力，夜间频繁出现胸闷、胸痛、憋喘，与活动关系不大，夜间视物模糊。舌暗，苔白厚，脉弦细。

处方：黄芪 45 g　　麦冬 30 g　　五味子 9 g　　元胡 30 g

冰片 0.2g^{（冲服）}　三七粉 3 g^{（冲服）}　川芎 15 g　　水蛭 6 g

野葛根 30 g　　钩藤 30 g　　僵蚕 9 g　　黄芩 15 g

炒枣仁 30 g　　杭芍 15 g　　白蒺藜 15 g

6 剂，水煎服，日一剂。

四诊：心中有空虚感，仍身热、干咳，头晕减轻，心前区阵发性刺痛，头痛，乏力，左侧多汗，纳眠差。舌暗红，苔厚，脉弦滑。

处方：上方继服 10 剂，水煎服，日一剂。

【按语】

本案患者 2005 年 4 月郁怒后诱发胸闷、胁痛，现又感胸闷、气短，两胁部疼痛，诊其为胸痹，证属气阴两虚。患者病史较长，已有近 20 年冠心病史，未引起重视，日久耗伤气血，加之年事已高，本已气阴不足，遂成气虚阴损之证。气虚无力行血，血不养心，故胸闷、气短；血虚筋脉失养，髓海不充，肝阳偏亢，故胁痛、头痛；阳气者，烦劳则张，故有躯体发热；阴虚则口干苦、大便干、消瘦；热邪伤神故夜眠差。治疗以益气养阴活血为基本大法。长期操劳极易耗伤人体之气阴，心气不足，心脉失养，阴虚不能制阳，阳热独亢，发为胸痹、眩晕。丁书文教授治疗多采用益气养阴、平肝潜阳法，拟方黄芪一号方加减。黄芪一号方是丁书文教授治疗冠心病的经验方，以益气养阴活血为大法，为制亢之肝阳，加用钩藤、天麻平肝熄风潜阳，玄参、当归清热凉血，杏仁开宣肺气。各药针对胸痹所设，共奏益气养阴活血之效。

医案九：祛痰泻热，活血养阴治疗冠心病合并高血压病

【医案摘要】

翟某，女，80岁，冠心病心绞痛，高血压病。

主诉：心痛3个月，加重1周。

现病史：既往冠心病史20余年，经常胸痛、胸闷，曾服中药稍有缓解。1周来，胸痛又作，症见心病频发，胸闷，气短，头痛、头昏沉，乏力，下肢麻，口中发黏，口干、恶心，纳眠可，大便干，小便调。舌质红，有瘀斑，苔黄厚，脉滑数。既往患高血压病50年，肾盂肾炎30年。

查体：BP 160/80 mmHg，HR 75次/分，心肺听诊（−）。心电图示ST段下移。

中医诊断：1. 胸痹　气虚血瘀，痰热互结证　　2. 眩晕　　3. 便秘

西医诊断：1. 冠心病　心绞痛　　2. 高血压病　　3. 便秘

处方：黄芪45 g　　麦冬30 g　　五味子9 g　　元胡30 g
　　　三七粉3 g^(冲服)　冰片0.2 g^(冲服)　川芎15 g　　野葛根30 g
　　　水蛭6 g　　半夏9 g　　瓜蒌15 g　　黄连12 g
　　　大黄6 g^(后入)　杜仲15 g　　钩藤45 g

7剂，水煎服，日1剂。

二诊：患者胸闷、气短、心痛明显减轻。口中发黏、口干、恶心、大便干消失，肢麻减轻，仍有头晕。舌红，苔黄，脉滑。

处方：上方加泽泻30 g。7剂，水煎服，日1剂。

三诊：患者胸闷、气短、心痛、头晕皆减轻。舌红，苔薄黄，脉滑。

处方：上方继服10剂，水煎服，日1剂。

四诊：诸症基本消失，BP 140/80 mmHg，心电图示ST段下移（较前心电图明显减轻）。

处方：中药为丸，常规服善后。

【按语】

本例病人一诊时胸闷、舌质瘀斑乃血瘀之象；口中发黏、口干、恶心

乃痰浊壅塞之征；大便干、苔黄厚系内热表现；年高、乏力、头晕、下肢麻乃气虚表现。病人年事已高，肾气衰减，不能鼓动心气，心气不足，血运失畅，致血瘀脉中，气虚津液不布，聚而成痰，痰瘀交阻，壅遏化热，发为本病。本案辨证为气虚血瘀，痰瘀互结，热毒内盛之证，总属本虚标实。本虚为正气亏虚，故治疗以黄芪、杜仲培补先后天之气；标实为痰瘀互结，热毒内盛，故以元胡、三七粉、川芎、水蛭、冰片等活血化瘀，以黄连、钩藤、大黄清热解毒，荡涤积热，以小陷胸汤清热豁痰。心血管系统热毒理论，乃丁书文教授所创。他认为本案痰瘀交阻所化之热，病势酷烈，影响多个脏腑，且易导致其他变证，符合毒邪致病的特点及规律，当以热毒立论。治疗当注重清热解毒，故以入心经黄连、入肝经钩藤、入阳明经大黄共奏泻火解毒之效。二诊时，辨证分析，患者热毒内盛虽减，痰热互结仍存，故加大剂量之泽泻清热渗湿。泽泻"味甘，寒"（《神农本草经》），"入足太阳、少阴经"（《本草衍义补遗》），具有"渗湿热，行痰饮，止呕吐"（《纲目》）之效。此时用泽泻，一为入肾经，与黄连、钩藤、大黄一道增强清热解毒之效；一为助半夏、瓜蒌豁痰祛湿之功。综观本方配伍，使瘀热得解，湿热得除，气血得健，故可取得理想治疗效果。

医案十：滋阴活血，清热解毒治疗冠心病合并糖尿病、高血压病

【医案摘要】

房某某，女，60 岁，冠心病，糖尿病，高血压病。

主诉：胸闷、气短 2 年，加重 4 天。

现病史：患者 2 年来感胸闷、气短较剧，常伴心慌，服欣康、丹参滴丸效果不佳。近 4 天症状加重。症见胸闷气短，活动后心慌较剧，偶有头晕头痛，盗汗较剧，下肢乏力，口渴喜饮，纳食正常，眠可，二便调。舌质黯，苔薄黄，脉沉细。既往史：冠心病史 2 年；糖尿病史 5 年，现服二甲双胍，血糖控制良好；高血压病史 3 年，血压最高达 160/90 mmHg，服硝苯地平治疗。

查体：BP 130/80 mmHg，HR 90 次/分，心肺听诊（－），杂音（－）。心电图示 ST－T 改变。

中医诊断：1. 胸痹　气虚血瘀，水亏火旺证　　2. 消渴　　3. 眩晕

西医诊断：1. 冠心病　　2. 2 型糖尿病　　3. 高血压病

处方：黄芪 45 g　　　麦冬 30 g　　　五味子 9 g　　　川芎 15 g

　　　冰片 0.2 g^{（冲服）}　野葛根 30 g　　生地 20 g　　　当归 9 g

　　　泽泻 30 g　　　黄连 12 g　　　水蛭 6 g　　　　元胡 15 g

　　　知母 15 g　　　黄柏 12 g　　　炙甘草 9 g

6 剂，水煎服，日 1 剂。

二诊：胸闷、憋气、心慌明显减轻，乏力不明显，偶有头痛，仍盗汗，下肢麻、凉，咽干，纳眠可。舌黯，苔薄白，脉细。

处方：上方续服 14 剂。

三诊：诸症基本消失。BP 120/75 mmHg，心电图示 ST - T 改变（较前显著改善）。

随访：患者未复发。

【按语】

本例病人同时患有冠心病、糖尿病、高血压病，长期口服降糖、降压药，血糖和血压控制尚理想，唯心电图异常。病人有明显胸闷、气短、乏力症状，且舌质黯，此为气虚血瘀之象。病人年高久病，正气内亏，气虚鼓动无力，血瘀脉中，血不养心，故有以上症状。本例病人口干、盗汗、心慌显著，此为阴虚火旺之象。原因为病人气虚生化无权，阴液生成不足，水不制火，心火独亢，扰乱心神。丁书文教授针对患者临床症状，以益气活血、滋阴清热为治疗法则。本例病人口干、盗汗显著，丁书文教授以此为契机进行辨证治疗。自汗、盗汗是心血管系统疾病中较为常见的症状，《素问·宣明五气篇》有"五藏化液，心为汗"之论。《丹溪心法·盗汗》云："盗汗属血虚、阴虚。"丁书文教授认为，病人口干、盗汗乃阴虚火旺，水不制火，阳加于阴之象，这种现象他常配伍当归六黄汤加减治疗。当归六黄汤出自《兰室秘藏·汗证》，李东垣称其为"治盗汗之圣药也"。本案以大剂量黄芪配伍黄连、黄柏、生地、当归，便是效仿当归六黄汤之意。丁书文教授十分重视心肾之间的关系，生理情况下，心肾应保持一种"水火既济"的状态，正如《傅青主女科》云："肾无心之火则水寒，心无肾之水则火炽；心必得肾水以滋润，肾必得心火以温暖。"本案病人阴液亏虚，肾水不能上承心火，心火独亢于上，故有心慌症状，因此，滋阴降火，心肾同治亦是治疗的关键。方中既用生地、知母、黄柏等入肾经药，又用麦冬、黄连等入心经药，养阴泻火便是此意。本案治疗的特点是既益气活血，又滋阴降火，且心肾同治。

医案十一：清泄里热，益气活血治疗冠心病合并高血压病

【医案摘要】

张某，男 60 岁，冠心病，高血压病。

主诉：胸闷、心慌、头晕 5 年，加重 3 周。

现病史：5 年前查体发现血压 170/100 mmHg，心电图示冠状动脉供血不足，服用卡托普利，血压维持正常范围，后时有胸闷、心慌、头晕，服用消心痛可缓解。3 周前无明显诱因感胸闷、心慌、头晕，伴心烦、口干。纳眠可，二便调。舌红，苔少，脉弦数。

查体：T 36.5 ℃，P 75 次/分，BP 150/100 mmHg，心肺听诊（－），A2＞P2，心电图示 V4－V6 导联 ST 段下移 2 mV。

中医诊断：1. 胸痹　气虚血瘀，阴虚火旺证　　2. 眩晕

西医诊断：1. 冠心病　　2. 高血压病

处方：

黄芪 45 g	麦冬 30 g	五味子 9 g	元胡 30 g
冰片 0.2 g^(冲服)	三七粉 3 g^(冲服)	川芎 15 g	野葛根 30 g
水蛭 6 g	钩藤 30 g	黄芩 15 g	泽泻 15 g
甘草 6 g			

6 剂，水煎服，日一剂。

二诊：胸闷、头晕明显好转，偶感心慌。舌淡红，苔薄，脉弦。

处方：上方加蔓荆子 12 g，丹参 20 g。12 剂，水煎服，日一剂。

三诊：稍感胸闷、头晕、心慌，与活动等无关，纳眠可，二便调。舌淡，苔薄，脉弦。

处方：

黄芪 30 g	麦冬 20 g	当归 15 g	川芎 12 g
钩藤 45 g	黄芩 12 g	黄连 9 g	丹参 30 g
元胡 30 g	三七粉 3 g^(冲服)	冰片 0.3 g^(冲服)	

12 剂，水煎服，日一剂。

四诊：症状消失，复查 ECG 示 V4－V6 导联 ST 段下移 0.5 mV。

处方：上方为丸常规服善后。

【按语】

丁书文教授治疗心血管系统疾病，坚持先辨病后辨证的原则。所谓辨

病，即辨别西医之病名；所谓辨证，即辨别中医之证型。本案系冠心病和高血压病两种常见西医病的医案，丁书文教授的治疗思路便体现了其辨病辨证的统一。

丁书文教授认为冠心病的基本病机为气虚血瘀，其治疗常在益气活血的基础上展开，同时他认为高血压病的基本病机为阴虚火旺，热毒内生。治疗以滋阴泻火，清热解毒为主。本案辨证从气虚血瘀、阴虚火旺着手，治疗以益气活血，滋阴清热为主。本案一诊便已见效，但清热和活血之力略显不足，二诊加强清热及活血之力，三诊治疗尤以活血和清热解毒为重，清热解毒之品选用黄连、黄芩、钩藤，系入心、肝二经药及清中、上两焦火热药。治疗最终获得显效，体现了冠心病气虚血瘀及高血压病阴虚火旺辨证的正确性。

医案十二：解毒活血，调和营卫治疗冠心病

【医案摘要】

孙某某，女，55 岁，冠心病。

主诉：胸闷 4 年，加重 2 月。

现病史：患者心脏病 4 年，服养心丸，稍缓解。近两月感胸闷、憋气加重，再服养心丸治疗，效不显。现胸闷、憋气，无胸痛及心慌，汗多，心烦，纳眠可，二便调。面色晦暗，舌暗，苔黄，脉沉弱。心电图：ST - T 改变。

中医诊断：胸痹　气阴两虚，热毒血瘀证

西医诊断：冠心病

处方：

黄芪 30 g	麦冬 30 g	五味子 12 g	元胡 30 g
三七粉 3 g^(冲服)	冰片 0.2 g^(冲服)	川芎 15 g	野葛根 30 g
水蛭 6 g	炙甘草 6 g	桂枝 12 g	仙灵脾 15 g
白芍 15 g	羌活 15 g		

14 剂，水煎服，日一剂。

二诊：服药稍好转，仍感活动后胸闷、憋气，纳眠可，二便调。舌暗，苔黄，脉沉。

处方：

黄芪 30 g	麦冬 30 g	五味子 12 g	元胡 30 g
三七粉 3 g^(冲服)	冰片 0.2 g^(冲服)	川芎 15 g	野葛根 30 g

水蛭 6 g	炙甘草 6 g	桂枝 12 g	仙灵脾 15 g
白芍 15 g	羌活 15 g	人参 15 g	升麻 9 g
柴胡 15 g	厚朴 12 g		

14 剂，水煎服，日一剂。

三诊：服药可，昨日前胸后背突发不适，性质不清，持续 2 秒钟。现气短，胸闷，纳眠可，大便调。

处方：

黄芪 30 g	麦冬 30 g	五味子 12 g	元胡 30 g
三七粉 3 g^(冲服)	冰片 0.2 g^(冲服)	川芎 15 g	野葛根 30 g
水蛭 6 g	炙甘草 6 g	桂枝 12 g	仙灵脾 15 g
白芍 15 g	羌活 15 g	人参 15 g	升麻 9 g
柴胡 15 g	厚朴 12 g	制附子 9 g^(先煎)	

14 剂，水煎服，日一剂。

随访：患者服药后诸症消失。

【按语】

患者年近六旬，阴气自半，肾气不足可致心气不足，气虚推动无力，血行滞涩，瘀血阻络，心失所养，故胸闷；瘀血阻于络中，郁久容易生热化毒，故辨证要点为气阴两虚，热毒血瘀。二诊胸闷、憋气仍存，其余症减，可见患者主要的病机在于"气"，且除气虚外，宗气下陷、气机不畅也是重要病机。治则治法为益气养阴，清热解毒，活血化瘀。方选黄芪一号方加减，用桂枝、仙灵脾通阳。

二诊加人参补气，加升麻、柴胡、厚朴理气，调节气机。在胸痹的治疗中，辨"气"是最重要的。气乃人体之根本，心脏位于人体胸中，是人体气机生成、运行的重要部位，气机不畅易引发疾病。本案中气虚在先，瘀毒在后，可见瘀、毒的形成与气有着密切的关系。

三诊，患者前胸后背突发不适，腹阴背阳，足之三阳均运行于脊背，手之三阳亦沿手臂外侧循肩背而入颈项，卫阳不通，易在脊背表现出不适。故治疗仍以益气养阴，清热解毒，活血化瘀为主，佐以通阳。肾阳为一身阳气之本，故在上方基础上加制附子温肾阳，振奋阳气。

医案十三：益气养阴，解毒行气治疗冠心病

【医案摘要】

孙某某，女，53 岁，冠心病。

主诉：胸痛 5 年，加重 3 个月。

现病史：患者冠心病史 5 年。5 年前发作心绞痛，服救心丸无效，发作时出汗，约 20 分钟自行缓解。停经 7 年。症见：阵发心绞痛，服速效救心丸无效，纳眠可，多梦，平时汗多，二便可。舌暗红，苔薄黄，脉弦细。

中医诊断：胸痹　阴虚火旺，气滞血瘀证

西医诊断：冠心病

处方：	黄芪 45 g	生地 15 g	当归 12 g	丹参 15 g
	川芎 12 g	水蛭 6 g	半夏 9 g	元胡 15 g
	厚朴 12 g	黄连 9 g	黄芩 15 g	栀子 12 g
	黄柏 12 g	炒枣仁 30 g	五味子 9 g	元胡 15 g

14 剂，水煎服，日一剂。

二诊：服上方一周后胸痛未发，昨晚 12 时心脏堵塞感，牙痛，服速效救心丸后 10 分钟缓解，嗝气后觉舒畅，易烦躁，睡眠改善。舌红，苔薄黄，脉沉。

处方：	柴胡 15 g	厚朴 12 g	半夏 9 g	茯苓 15 g
	白术 12 g	砂仁 6 g	黄连 12 g	木香 9 g
	吴茱萸 6 g	元胡 15 g	川芎 12 g	生甘草 6 g
	水蛭 6 g	炒枣仁 30 g	苏叶 12 g	

14 剂，水煎服，日一剂。

三诊：近一月心绞痛未再发作，时有胸闷背痛，左侧头痛，眠差，多梦，二便调。舌淡红，苔厚腻，脉沉。

处方：	柴胡 15 g	厚朴 12 g	半夏 9 g	茯苓 15 g
	白术 12 g	木香 9 g	砂仁 6 g	黄连 12 g
	吴茱萸 6 g	元胡 15 g	川芎 12 g	生甘草 6 g
	水蛭 6 g	炒枣仁 30 g	苏叶 12 g	肉桂 6 g
	黄芪 45 g	白芷 15 g	当归 15 g	

14 剂，水煎服，日一剂。

随访：患者服药后，诸症基本消失。

【按语】

患者久病，耗伤气血，加之操劳日久，更伤正气，气虚无力行血，留而成瘀，瘀血内停，日久化热伤阴，阴虚不能制阳，成火旺之证。辨证为阴虚火旺，气滞血瘀。治则治法当为清热解毒，益气活血。方选半夏厚朴汤加减。其中柴胡、厚朴、半夏行气化痰，茯苓、白术健脾，木香、砂仁醒脾，黄连、吴茱萸和胃降逆，元胡、川芎、水蛭、当归活血，白芷芳香止痛，苏叶宽中，黄芪、肉桂温阳。

医案十四：泻火解毒，养阴固肾治疗冠心病合并高血压病

【医案摘要】

孙某某，女，68岁，冠心病，高血压病。

主诉：阵发胸闷憋气，心动过速7年，加重近10天。

现病史：患者近10天感心动过速，胸部隐痛，口干，汗多。胸闷憋气，夜间多发，阵发剧烈头痛，纳可眠差，大便时干，日一行，量少，小便调，便秘5年，晨起口苦。舌暗红，有齿痕，苔黄厚，脉数。

中医诊断：胸痹　心肾两虚，阴虚火旺证

西医诊断：1. 冠心病　　2. 高血压病　　3. 神经衰弱

处方：黄芪45 g	麦冬15 g	五味子12 g	生地15 g
水蛭6 g	元胡30 g	葛根30 g	山萸肉12 g
丹参15 g	黄连12 g	黄芩15 g	黄柏12 g
仙灵脾15 g	炒枣仁30 g	紫石英30 g	玄参15 g
大黄6 g	炙甘草15 g		

14剂，水煎服，日一剂。

二诊：服药后仍有下肢乏力，胸部阵发隐痛，口干减轻，纳可眠差，大便调，小便有坠胀感。舌暗，苔薄黄，脉数。血压145/80 mmHg。

处方：黄芪45 g	麦冬15 g	五味子12 g	生地15 g
山萸肉12 g	水蛭6 g	元胡30 g	葛根30 g
丹参15 g	黄连12 g	黄芩15 g	黄柏12 g
仙灵脾15 g	炒枣仁30 g	紫石英30 g	玄参15 g
大黄6 g	炙甘草15 g	薏苡仁15 g	远志9 g

杜仲 15 g

14 剂，水煎服，日一剂。

三诊：胸痛、乏力减轻，略口干，纳眠可，二便调。舌暗，苔薄黄，脉数。血压 140/70 mmHg。

处方：

黄芪 30 g	麦冬 15 g	五味子 9 g	生地 12 g
山萸肉 9 g	黄连 9 g	黄芩 9 g	丹参 15 g
川芎 12 g	野葛根 15 g	连翘 15 g	草决明 15 g
大黄 9 g	黄柏 9 g	玄参 15 g	炒枣仁 30 g
生甘草 6 g	薏苡仁 30 g	柴胡 15 g	白芍 12 g

14 剂，水煎服，日一剂。

随访：患者未发作。

【按语】

患者素有痼疾，耗伤心气，加之年事已高，肾精不足，心肾两虚，心阴、肾阴不足，不能制阳，阳气独亢于上。辨证为心肾两虚，阴虚火旺。治则治法当为补益心肾，滋阴降火。方选生脉散加减。黄芪、麦冬、五味子益气养阴，生地、山萸肉补肾清热，川芎、葛根、丹参活血通络止痛，黄连、黄芩、黄柏清热养阴，枣仁、紫石英、远志安神，连翘解毒，柴胡、白芍养阴。

医案十五：益气活血，解毒调中治疗冠心病

【医案摘要】

刘某某，女，51 岁，冠心病。

主诉：阵发胸痛半年，加重半月。

现病史：患者半年前因劳累、生气诱发心绞痛，心前区隐痛，自服地奥心血康、丹参滴丸、速效救心丸后缓解。半月前无明显诱因疼痛程度加重。症见：胸闷、气短不明显，自述因服药及饮食原因胃部疼痛，胀痛，嗝气，矢气少，纳可，眠一般，阵发性汗多，大便干，2～3 日一行。小便调。舌红，苔黄腻，脉弦。

中医诊断：胸痹　气滞血瘀，热毒阻络证

西医诊断：1. 冠心病　心绞痛　　2. 慢性胃炎

处方：

黄芪 30 g	麦冬 15 g	丹参 15 g	川芎 12 g

水蛭 6 g	元胡 15 g	半夏 9 g	白术 12 g
木香 9 g	黄芩 12 g	茯苓 15 g	大黄 9 g
黄连 6 g	连翘 15 g	甘草 6 g	

14 剂，水煎服，日一剂。

二诊：乏力减轻，仍有心前区针刺样疼痛，背胀，左侧肩胛骨下疼痛，嗝气，大便无力，纳眠可，尿少。舌红，苔黄腻，脉弱。

查体：血压 132/79 mmHg。

处方：	黄芪 30 g	麦冬 15 g	丹参 15 g	川芎 12 g
	水蛭 6 g	元胡 15 g	半夏 9 g	白术 12 g
	木香 9 g	黄芩 12 g	茯苓 15 g	大黄 9 g
	黄连 6 g	连翘 15 g	甘草 6 g	三七粉 3 g$^{(冲服)}$
	白芷 15 g			

14 剂，水煎服，日一剂。

三诊：服药后症状减轻，仍有心前区阵发刺痛，背胀，左侧肩胛骨下部紧缩感，遇冷加重，得温则减，仍嗝气，胃部疼痛消失，受凉后胃胀，纳呆，口淡无味，眠可，二便调。舌红，苔黄厚腻、有裂纹，脉滑。

处方：	黄芪 45 g	麦冬 15 g	五味子 12 g	元胡 30 g
	川芎 15 g	水蛭 6 g	冰片 0.2 g$^{(冲服)}$	三七粉 3 g$^{(冲服)}$
	野葛根 15 g	炙甘草 6 g	人参 15 g	木香 9 g
	桂枝 12 g	制附子 12 g$^{(先煎)}$	白芷 15 g	羌活 15 g
	砂仁 6 g			

14 剂，水煎服，日一剂。

随访：患者诸症消失。

【按语】

患者从事教师工作，平素易郁怒，日久气机不畅，形成气滞证。气不行则血不行，血行不畅，留而成瘀，瘀阻脉络，日久化热成毒，形成热毒之证。辨证为气滞血瘀，热毒阻络。治则治法当为益气活血，清热解毒。方选黄芪一号方加减。其中黄芪、麦冬益气养阴，丹参、元胡、三七、水蛭、冰片、川芎活血通络，行气止痛，半夏、白术化痰开窍，木香、黄芩、茯苓、大黄行气泄热，黄连、连翘清热解毒，白芷芳香止痛。

医案十六：理气活血，调和营卫治疗冠心病

【医案摘要】

曲某某，男，57岁，冠心病。

主诉：心前区紧缩感近20天。

现病史：患者20天前无明显诱因出现心前区紧缩感，服心可舒片效一般。平素性急，易生气。症见：心前区紧缩感，纳可，眠差，夜尿频，3-5次/夜，大便调，晨起口干，夜间口干。舌淡红，苔黄腻，脉沉弦。

检查：心脏彩超示左室收缩功能正常伴充盈异常。BP 129/69 mmHg。

中医诊断：胸痹 气虚血瘀，营卫失调证

西医诊断：冠心病

处方：黄芪45 g	麦冬30 g	五味子9 g	元胡30 g
三七粉3 g$^{(冲服)}$	冰片0.2 g$^{(冲服)}$	川芎15 g	野葛根30 g
水蛭6 g	炙甘草6 g	桂枝12 g	白芍15 g
柴胡15 g	炒枣仁30 g	山萸肉12 g	大黄6 g

7剂，水煎服，日一剂。

二诊：仍时有心前区紧缩感，口干，纳眠可，二便调。舌红，苔黄腻，脉沉。

处方：黄芪45 g	麦冬30 g	五味子9 g	元胡30 g
三七粉3 g$^{(冲服)}$	冰片0.2 g$^{(冲服)}$	川芎15 g	野葛根30 g
水蛭6 g	炙甘草6 g	桂枝12 g	白芍15 g
柴胡15 g	炒枣仁30 g	山萸肉12 g	大黄6 g
玄参12 g	羌活15 g		

14剂，水煎服，日一剂。

三诊：服药后乏力改善，胸闷较轻，仍心前区紧缩感，大便稀，日行2-3次，纳眠可，小便调，口干。舌暗红，苔黄滑，脉沉。

处方：黄芪45 g	麦冬15 g	五味子12 g	元胡30 g
川芎15 g	水蛭6 g	冰片0.2 g$^{(冲服)}$	三七粉3 g$^{(冲服)}$
野葛根15 g	炙甘草6 g	柴胡15 g	桂枝12 g
白芍12 g			

14剂，水煎服，日一剂。

随访：患者服后诸症消失。

【按语】

患者工作紧张，操劳日久，耗伤心气，心气不足，不能鼓动血脉，留而成瘀。加之日久对疾病忧虑担忧，致营卫不和。辨证为气虚血瘀，营卫失调。治则治法为益气活血，调和营卫。方选黄芪一号方加减。其中黄芪、麦冬、五味子益气养阴，元胡、三七、水蛭、冰片、川芎、野葛根活血通络，行气止痛，桂枝、白芍调和营卫，柴胡、玄参、羌活疏肝滋阴，山萸肉鼓舞肾气，枣仁安神，大黄泻热。

医案十七：养阴益气，调和营卫治疗冠心病

【医案摘要】

王某，女，63 岁，冠心病，高血压病，高脂血症。

主诉：心前区疼痛半月余，加重 3 天。

现病史：患者半月前无明显诱因出现心前区疼痛，服养心氏治疗，效不显。症见：阵发心前区疼痛，牵及腋下、左肩背，夜间口干，纳眠可，二便调。舌暗红，苔黄厚，脉沉弱。

中医诊断：胸痹　气虚血瘀证

西医诊断：1. 冠心病　不稳定型心绞痛　　2. 高血压病　　3. 高脂血症

处方：黄芪 45 g　　麦冬 15 g　　五味子 9 g　　元胡 30 g

川芎 15 g　　水蛭 6 g　　冰片 0.2 g[冲服]　　三七粉 3 g[冲服]

野葛根 15 g　　甘草 6 g　　桂枝 12 g　　白芍 12 g

制附子 9 g[先煎]　　羌活 15 g

14 剂，水煎服，日一剂。

二诊：服药后胸痛、后背痛减轻，咳嗽及用力呼吸时仍出现憋闷、气短、心前区疼痛，腋下及左肩疼痛消失。纳眠可，二便调。舌暗红，苔黄腻，脉沉。

处方：上方加白芷 15 g，豨莶草 15 g。12 剂，水煎服，日一剂。

三诊：胸痛次数减轻，后背痛消失，心前区偶有疼痛，深呼吸可诱发，仍觉憋闷。大便略干，日 1-2 行。舌暗红，苔黄，脉沉。

处方：上方加柴胡 15 g，当归 12 g，大黄 6 g。14 剂，水煎服，日一剂。

随访：患者服后诸症消失。

【按语】

患者操劳日久，耗伤心气，心气不足，无力行血，血行瘀滞，阻于心脉，发为本证。辨证要点为气虚血瘀。治则治法当为益气活血，调和营卫。方选黄芪、麦冬、五味子益气养阴，元胡、三七、水蛭、冰片、川芎、野葛根活血通络、行气止痛，桂枝、白芍调和营卫，附子温阳，羌活、白芷芳香止痛避秽，豨莶草清热解毒，柴胡、当归疏肝活血，大黄泄热。

医案十八：疏肝理气，益气活血治疗冠心病

【医案摘要】

徐某某，女，69 岁，冠心病，高血压病，糖尿病。

主诉：阵发胸痛 8 年。

现病史：既往冠心病 8 年，高血压 30 年，高脂血症 5 年，糖尿病 18 年。本次就诊前两月因不稳定型心绞痛于医院住院治疗，住院半月好转。

症见：偶有胸痛、后背胀痛，胃部不适，自觉胃中有气，右侧头痛，血压不稳定，纳眠差，二便调。舌暗红，苔薄黄腻，脉弦细。

检查：心电图示 ST－T 异常。心脏彩超示左心室肥大。

中医诊断：胸痹　肝胃不和证

西医诊断：1. 冠心病　　2. 高血压病　　3. 糖尿病

处方：

柴胡 15 g	枳壳 12 g	白芍 15 g	茯苓 15 g
白术 15 g	砂仁 6 g	干姜 9 g	丹参 15 g
川芎 15 g	元胡 15 g	党参 30 g	炒枣仁 30 g
白术 15 g	炙甘草 9 g	桂枝 12 g	木香 9 g

14 剂，水煎服，日一剂。

二诊：服上方后诸症减轻，偶有心慌，纳眠差，二便调。舌红，苔黄厚腻，脉弦。

处方：

人参 15 g	黄芪 45 g	麦冬 15 g	五味子 12 g
生地 15 g	山萸肉 12 g	黄连 9 g	黄芩 12 g
桂枝 9 g	白芍 15 g	丹参 15 g	水蛭 6 g
炒枣仁 30 g	川芎 12 g	紫石英 30 g	炙甘草 15 g

砂仁 6 g　　　　木香 9 g

12 剂，水煎服，日一剂。

三诊：胃部不适感减轻，睡眠改善，心前区仍有不适，后背胀痛，胸部隐痛，乏力，二便调。舌暗紫，苔黄厚，脉弦。

处方：上方去人参，加元胡 20 g，三七粉 3 g^{（冲服）}，制附子 9 g^{（先煎）}，生薏米 15 g，西洋参 15 g，12 剂，水煎服，日一剂。

患者用后感觉良好，嘱其继服上方 10 剂后停药。

【按语】

患者性格急躁易怒，肝火旺盛，易肝气乘脾，进而致肝胃不和，加上操劳日久，耗伤心气，心气不足，鼓动无力，血留而成瘀，阻滞心脉。辨证要点为肝郁气滞，气虚血瘀。治则治法当为疏肝理气，益气活血。二诊时肝气已舒，方选生脉散加减，以人参、黄芪、麦冬、五味子益气养阴，生地、黄连、黄芩滋阴泄热，山萸肉补肾，桂枝、白芍调和营卫，炒枣仁、紫石英安神，木香、砂仁醒脾和胃。三诊时在上方基础上去人参改为西洋参，益气养阳，另加元胡、三七活血行气止痛，制附子温阳，生薏米加强健脾和胃功效。

医案十九：理气活血，养阴益气治疗冠心病

【医案摘要】

孙某某，女，68 岁，冠心病。

主诉：心前区、胸骨后疼痛反复发作 1 月。

现病史：患者近 1 月无规律性心前区、胸骨后疼痛，头痛，晨起心慌，服倍他乐克后缓解，手脚发凉，右手发麻，多汗。纳差，眠一般，二便调。舌淡白，苔黄厚，脉弦滑。

检查：血压 140/80 mmHg。心电图：前壁心梗、QRS 低电压、左前分支传导阻滞。

中医诊断：胸痹　气虚血瘀证

西医诊断：冠心病　不稳定型心绞痛

处方：黄芪 30 g　　　麦冬 15 g　　　五味子 9 g　　　元胡 15 g
　　　三七粉 3g^{（冲服）}　川芎 15 g　　　丹参 15 g　　　野葛根 30 g
　　　生地 12 g　　　当归 15 g　　　白芷 15 g　　　枳壳 12 g

生牡蛎 15 g

14 剂，水煎服，日一剂。

二诊：服药可，心前区刺痛，下午加重，活动后明显，右手麻木，多汗，双脚发凉，纳眠可，二便调。舌暗红，苔白，脉细。

处方：上方黄芪改 45 g，加水蛭 9 g，莪术 9 g，生地 15 g，黄连 9 g，仙灵脾 15 g。14 剂，水煎服，日一剂。

三诊：多汗明显缓解，仍有心前区刺痛，下午重，活动后明显，伴有乏力。舌暗红，苔白，脉细。

处方：一诊方加钩藤 15 g，羌活 15 g，仙灵脾 15 g，生地 15 g，黄柏 12 g。14 剂，水煎服，日一剂。

四诊：仍有心前区刺痛，双手麻，纳眠可。舌红，苔黄，脉弦滑。

处方：一诊方加葶苈子 30 g，羌活 15 g，姜黄 12 g，肉桂 6 g，人参 15 g。14 剂，水煎服，日一剂。

五诊：偶心前区刺痛，纳眠可，二便调。舌暗，苔薄白腻，脉弦滑。

处方：上方去羌活、肉桂、人参，加黄柏 15 g。14 剂，水煎服，日一剂。

【按语】

患者胸痛、心慌，辨为气虚血瘀，气虚无力行血，肢体不荣故手足发凉，手麻。一诊以黄芪补气，丁书文教授认为黄芪补气不助阳。三七、川芎、丹参、野葛根、当归活血，白芷、枳壳治头痛，牡蛎止汗。二诊时症状仍明显，考虑补气、活血力度不够，黄芪、水蛭加量，同时加莪术破血逐瘀。生地、黄连清热宁心，仙灵脾少许鼓舞阳气。三诊时加生地、黄柏清热燥湿。四诊加葶苈子泻热宣肺，人参、肉桂鼓舞阳气。

医案二十：潜阳泄热，祛风安神治疗冠心病

【医案摘要】

刘某某，女，65 岁，冠心病。

主诉：头晕、胸闷反复发作 20 年。

现病史：患者自诉有冠心病、高血压病史 20 余年。自服倍他乐克，每日 14 时左右血压升高至 170～180/100 mmHg，心率在 110 次/分左右，头晕，胸闷，心前区疼痛，气短，乏力。现症见：偶胸闷气短，头晕，乏

力，右下腹胀痛，腰痛，口干口苦。舌红，苔白，脉沉。

检查：血压 130/90 mmHg。

中医诊断：1. 胸痹　阴虚内热证　　2. 眩晕

西医诊断：1. 冠心病　　2. 高血压病

处方：黄芪 30 g　　生地 15 g　　当归 15 g　　黄连 9 g

黄芩 12 g　　黄柏 9 g　　栀子 15 g　　大腹皮 15 g

防风 12 g　　大黄 9 g　　丹参 15 g　　川芎 15 g

炒枣仁 15 g　　白蒺藜 15 g　　钩藤 30 g　　甘草 6 g

14 剂，水煎服，日一剂。

二诊：服药平妥，仍有胸闷气短，活动后加重，伴心前区疼痛，双侧小腹胀痛不适，心烦易怒，纳差嗳气，食后小腹窜痛，眠差，入睡困难。舌暗红，苔薄白，脉沉数。

处方：上方加炒小茴 12 g，白术 12 g，台乌药 12 g，干姜 6 g。14 剂，水煎服，日一剂。

三诊：服药可，偶有胸闷气短，心前区疼痛未发作，心烦易怒，纳差，食后小腹窜痛，嗳气。舌暗红，苔薄白，脉沉数。

处方：上方加柴胡 15 g，青皮 12 g，龙胆草 9 g。14 剂，水煎服，日一剂。

四诊：服药可，诸症减，心烦易怒，嗳气。舌暗，苔薄白，脉沉。

处方：上药 7 剂为丸，每次 9 g，每日 3 次。

【按语】

患者乏力，头晕，口干口苦，脉沉，辨证为阴虚内热证，以黄连解毒汤为底方，加大黄通腑泄热，丹参、川芎活血祛瘀，炒枣仁安神，钩藤平肝清热。二诊时诉小腹胀痛不适，加炒小茴、乌药、干姜温煦下焦。三诊以胸闷气短为主，有嗳气，考虑气机郁滞，加柴胡、青皮；心烦易怒，加龙胆草。四诊诸症减，守方不移，丸剂图缓。

医案二十一：补肾安神，和营泄热治疗冠心病

【医案摘要】

车某某，女，80 岁，冠心病。

主诉：心慌 1 月余。

现病史：患者 1 月来感心慌，易惊恐，夜间 3 点左右感后背胀痛，服速效救心丸可改善。纳差，眠一般，乏力，二便调。舌暗，苔黄厚腻，脉弦细。

检查：心电图示正常范围心电图。血压 180/90 mmHg。

中医诊断：胸痹　心脾两虚证

西医诊断：1. 冠心病　　2. 高血压病　　3. 失眠症

处方：黄芪 45 g　　麦冬 30 g　　五味子 9 g　　生地 15 g

　　　山萸肉 12 g　柏子仁 15 g　石菖蒲 15 g　黄连 9 g

　　　茯苓 9 g　　　桂枝 12 g　　白芍 12 g　　炒枣仁 30 g

　　　夜交藤 30 g　紫石英 30 g　钩藤 45 g　　泽泻 15 g

14 剂，水煎服，日一剂。

二诊：服药可，仍感心慌，易惊，背胀，纳差，眠一般，乏力，二便调。舌暗，苔黄厚腻，脉弦。

处方：上方加龙骨 30 g，牡蛎 30 g，炙甘草 15 g。24 剂，水煎服，日一剂。

三诊：服药可，心慌改善较明显，仍背胀，后背发凉，纳一般，眠差，二便调。舌暗，苔黄厚，脉弦。

处方：上方加柴胡 15 g，升麻 6 g。14 剂，水煎服，日一剂。

随访：患者恢复正常。

【按语】

患者心慌，易惊，纳差，考虑心脾两虚，以黄芪、山萸肉、柏子仁等补心气，黄连、茯苓补脾气，桂枝、白芍调和营卫，枣仁、夜交藤宁心安神，钩藤、泽泻泻热宁心。二诊时以心慌为主，考虑心神不能内守，以龙骨、牡蛎、炙甘草宁心安神。三诊时感背胀，后背发凉，考虑阴阳气机不调和，以柴胡、升麻升阳举陷，调理胸中气机。

医案二十二：阴阳双补，活血宁心治疗冠心病

【医案摘要】

王某某，女，68 岁，冠心病。

主诉：胸闷气短反复发作 10 余年。

现病史：患者有冠心病史 10 余年，高血压病史 20 余年，现胸闷，气

短，活动后胸痛，心悸，乏力，心烦易怒，眠差。舌红，苔薄白，脉弦。

检查：血压 126/80 mmHg。

中医诊断：胸痹　心肾两虚，瘀血内阻证

西医诊断：1. 冠心病　　2. 高血压病

处方：黄芪45 g　　麦冬15 g　　五味子12 g　　仙灵脾15 g

　　　　紫石英15 g　　茯苓15 g　　丹参15 g　　川芎9 g

　　　　水蛭6 g　　　元胡15 g　　三七粉3 g^(冲服)　炒枣仁15 g

　　　　夜交藤15 g　　砂仁6 g　　补骨脂15 g　　甘草6 g

14 剂，水煎服，日一剂。

二诊：服药可，症状较前缓解，服三七粉后胃部不适，仍有胸闷、气短，活动或劳累后加重，伴心前区疼痛，乏力，易惊，纳眠差，大便不成形。舌红，苔薄黄，脉缓。

处方：上方去三七粉，炒枣仁改 30 g，羌活 15 g，薏苡仁 15 g。14 剂，水煎服，日一剂。

三诊：服药可，睡眠、乏力改善，偶胸闷气短，眼干涩，视物模糊，腰膝酸软，双下肢活动后水肿，易怒，纳可，二便调。舌红，苔黄，脉细弱。心电图示：T 波低平。

处方：黄芪30 g　　生地15 g　　黄连9 g　　泽泻15 g

　　　　葛根15 g　　仙灵脾15 g　枸杞15 g　　菊花15 g

　　　　杜仲15 g　　丹参15 g　　川芎9 g　　元胡15 g

　　　　羌活15 g　　炒枣仁30 g　夜交藤15 g　甘草6 g

　　　　水蛭6 g

14 剂，水煎服，日一剂。

四诊：服药可，乏力，快走或上楼时心绞痛，休息可缓解。纳眠差，返酸，冒灼热，手指关节肿痛，大便不成形。舌暗，苔薄黄，脉弦细。

处方：上方去枸杞，加牡蛎30 g，砂仁6 g。14 剂，水煎服，日一剂。

随访：患者服药毕，可基本正常生活。

【按语】

患者年近古稀，且多病久病，先天之本不固，心气虚加肾气不足，血行无力，阻于脉络，心脉失养，故心悸、乏力。组方从益气、滋阴、活血、安神四个方面来考虑。黄芪、仙灵脾、紫石英益心气，麦冬、五味子补阴，丹参、川芎、水蛭、元胡、三七活血，炒枣仁、夜交藤安神。二诊，患者诉易惊，炒枣仁加量宁心安神，大便不成形考虑湿气较重，加羌活、薏苡仁祛湿。三诊时治则不变，四诊时诉泛酸，考虑与枸杞有关，故去枸杞，加牡蛎敛心安神。

医案二十三：补气活血，降脂解毒治疗冠心病

【医案摘要】

李某某，男，46 岁，冠心病。

主诉：心前区疼痛反复发作 1 个月。

现病史：患者 1 月前无明显诱因出现心前区闷痛，无咳嗽咳痰，曾患下壁心肌梗死。现服用阿司匹林、氯吡格雷、阿托伐他汀等药。当地医院建议进行搭桥，患者拒绝，试用中药治疗。既往脑梗死病史 5－6 年，高血压病史 20 年，高脂血症病史 10 年。纳眠可，二便调。舌淡红，苔薄白，脉细。

中医诊断：1. 胸痹　气虚血瘀热毒证

西医诊断：1. 冠心病　　　2. 高血压病　　　3. 高脂血症

处方：黄芪 30 g　　　麦冬 15 g　　　五味子 9 g　　　元胡 15 g

三七粉 3 g^{（冲服）}　冰片 0.2 g^{（冲服）}　川芎 15 g　　　野葛根 15 g

水蛭 6 g　　　甘草 6 g　　　草决明 15 g　　　黄连 9 g

连翘 15 g

20 剂，水煎服，日一剂。

二诊：服药后胸痛等症状明显减轻，咽干，纳眠可，二便调。舌红，苔黄，脉细滑。

处方：黄芪 30 g　　　麦冬 15 g　　　五味子 9 g　　　元胡 15 g

三七粉 3 g^{（冲服）}　冰片 0.2 g^{（冲服）}　川芎 15 g　　　野葛根 15 g

水蛭 6 g　　　甘草 6 g　　　沙参 30 g　　　连翘 15 g

20 剂，水煎服，日一剂。

三诊：服药可，晚上血压在 130－140/90 mmHg 左右，全身灼热感，声音嘶哑，咽干，二便调。舌淡红，苔黄，脉细滑。

处方：钩藤 30 g　　　黄连 9 g　　　丹皮 15 g　　　栀子 15 g

丹参 15 g　　　川芎 9 g　　　黄芩 15 g　　　水蛭 6 g

元胡 15 g　　　三七粉 3 g$^{(冲服)}$沙参 15 g　　　麦冬 15 g

连翘 15 g　　　草决明 15 g　　甘草 6 g

14 剂，水煎服，日一剂。

四诊：服药可，胸痛减，下午血压有时达 160/90 mmHg 左右，全身燥热，汗出，夜眠差。舌淡暗，苔薄黄，脉细滑。

处方：钩藤 30 g　　　黄连 9 g　　　黄柏 12 g　　　知母 15 g

丹皮 15 g　　　栀子 15 g　　　牛膝 15 g　　　黄芩 15 g

丹参 15 g　　　川芎 15 g　　　水蛭 6 g　　　豨莶草 15 g

夜交藤 30 g　　红花 12 g　　　女贞子 15 g

14 剂，水煎服，日一剂。

【按语】

患者病程长，病情重，变证多，属心系疾病热毒证的范畴，采用黄芪一号方为底方，加草决明降血脂，黄连、连翘清热解毒。二诊时诉咽干，以沙参、连翘解毒利咽。三诊时因血压偏高，改为钩藤方加活血、解毒之品。四诊时加强活血解毒之力，同时兼顾补肾、安神。

医案二十四：益气养阴，活血通络治疗冠心病

【医案摘要】

孙某某，女，67 岁，冠心病，陈旧性前壁心梗。

主诉：心前区疼痛反复发作 2 年。

现病史：患者近 2 年反复发作心前区疼痛，休息后可缓解，手足冷凉，麻木，早晨易出汗，纳眠可，小便频。舌体胖，苔厚腻，脉弦。

中医诊断：胸痹　气虚血瘀，营卫不和证

西医诊断：冠心病　陈旧性前壁心梗

处方：黄芪 30 g　　　麦冬 15 g　　　五味子 9 g　　　元胡 15 g

三七粉 3 g$^{(冲服)}$冰片 0.2 g$^{(冲服)}$川芎 15 g　　　野葛根 15 g

水蛭 6 g　　　甘草 6 g　　　桂枝 15 g　　　白芍 12 g

人参 15 g　　　莪术 9 g　　　仙灵脾 15 g

24 剂，水煎服，日一剂。

二诊：症状好转，心前区仍有疼痛，劳累后加重，但次数明显减少。手足冷凉，麻木，小便频。舌淡胖，质黯，苔薄黄，脉弦紧。

处方：上方去桂枝、白芍，加羌活 15 g，独活 15 g。14 剂，水煎服，日一剂。

三诊：服药后症状减轻，劳累后心前区隐痛，手足麻木，多汗，纳眠可，二便调。舌红，苔黄腻，脉弦。

处方：

黄芪 30 g	麦冬 15 g	五味子 9 g	元胡 15 g
三七粉 3 g(冲服)	冰片 0.2 g(冲服)	川芎 15 g	野葛根 15 g
水蛭 6 g	甘草 6 g	桂枝 9 g	当归 9 g
黄柏 9 g	浮小麦 30 g		

14 剂，水煎服，日一剂。

四诊：近一周因劳累心前区疼痛再次发作，针刺样，头痛，手足冷，纳眠可，二便调。舌暗红，苔黄厚腻，脉滑。

处方：

黄芪 30 g	麦冬 15 g	五味子 9 g	元胡 15 g
三七粉 3 g(冲服)	冰片 0.2 g(冲服)	川芎 15	野葛根 15 g
水蛭 6 g	甘草 6 g	桂枝 9 g	白芍 12 g
莪术 9 g	羌活 15 g		

14 剂，水煎服，日一剂。

随访：患者服药后，胸痛未再发作，仍有手足冷。

【按语】

患者近 2 年反复发作心前区疼痛，一则出汗，一则手足冷凉，考虑营卫不和证，以黄芪一号方加桂枝、白芍调和营卫，人参益气，莪术破血，仙灵脾温阳。二诊时恐桂枝过热，去桂枝、白芍，加羌活、独活舒筋。三诊以桂枝、当归通阳和血，以黄柏清虚热，浮小麦敛汗。四诊总的治疗原则不变，仍以调和营卫、活血通经为主。

医案二十五：补肾清热，滋阴潜阳治疗冠心病

【医案摘要】

何某某，女，58 岁，冠心病。

主诉：阵发性胸闷、心慌 4 月余。

现病史：患者 4 月前饮酒后又剧烈活动，后出现胸闷、心慌，休息 10 分钟后缓解，后一直有心慌感。现症见：阵发性胸闷、心慌，情绪激动，偶有头晕、头痛、恶心，口干口苦，双目干涩，眼胀，乏力，纳眠可，二

便调。既往高血压病病史 3 年余，自服倍他乐克，效果可。舌红，苔黄腻，脉沉。

检查：血压 120/70 mmHg。

中医诊断：胸痹　阴虚火旺证

西医诊断：冠心病

处方：生地 15 g　　当归 9 g　　黄连 12 g　　黄芩 15 g

　　　黄柏 12 g　　栀子 15 g　　丹皮 15 g　　川芎 9 g

　　　枸杞 15 g　　菊花 15 g　　丹参 15 g　　仙灵脾 15 g

　　　黄芪 30 g　　麦冬 15 g　　五味子 9 g

14 剂，水煎服，日一剂。

二诊：服药效果可，劳累后心前区不适，心脏有劳累感，晨起耳鸣，偶有心慌，心前区不适时嗝气、乏力，双下肢有沉重感，纳可，眠差，醒后难以入睡，排便困难。舌紫黯，苔白，脉弦。

处方：黄芪 30 g　　麦冬 15 g　　五味子 9 g　　生地 15 g

　　　山萸肉 9 g　　仙灵脾 15 g　　紫石英 15 g　　丹参 15 g

　　　川芎 9 g　　羌活 15 g　　炒枣仁 30 g　　夜交藤 15 g

　　　香附 15 g　　炙甘草 6 g　　木香 12 g　　夏枯草 15 g

14 剂，水煎服，日一剂。

三诊：病史同前，近半月两次出现心前区不适，可自行缓解，偶耳鸣，晨起后明显，易心烦，多汗，纳眠可，二便调。舌黯，苔薄白，脉沉。

处方：上方去羌活，加栀子 15 g，黄芩 15 g。14 剂，水煎服，日一剂。

四诊：患者心慌，烦躁，头胀，汗多，胃胀，眠差，多梦，大便略干。

处方：知柏地黄丸持续服用半年。

随访：患者服药效果良好。

【按语】

患者心慌，双目干涩，眼胀，口干，考虑为阴虚火旺证，以当归六黄汤为主方，加丹皮、川芎、丹参活血，枸杞、菊花明目，黄芪、仙灵脾益气温阳。二诊时双下肢有沉重感，耳鸣，肾阴虚明显，遂给予生脉散合山萸肉、仙灵脾、紫石英温心阳，补心气，丹参、川芎活血化瘀，枣仁、夜交藤宁心安神，香附、木香行气。四诊时辨为肾阴虚证，以知柏地黄丸善后。

医案二十六：补气活血，清热潜阳治疗冠心病

【医案摘要】

王某某，男，70岁，冠心病。

主诉：心前区不适反复发作10年。

现病史：患者10余年前诊断为冠心病，曾服丹参滴丸、心可舒等治疗，效可。偶有心前区不适，无乏力，偶头晕，双下肢无水肿，纳可，眠差，多梦，二便调。舌红，苔黄，脉弦细。

检查：冠脉CT示冠脉多发狭窄。

中医诊断：1. 胸痹　气虚血瘀证　　2. 不寐

西医诊断：冠心病

处方：

黄芪30 g	麦冬15 g	五味子9 g	丹参15 g
川芎15 g	水蛭6 g	冰片0.2 g^{（冲服）}	莪术9 g
半枝莲15 g	钩藤15 g	决明子15 g	炒枣仁30 g

7剂，水煎服，日一剂。

二诊：心前区阵发性刺痛，偶发作，持续4-5分钟，含硝酸甘油可缓解。血压150/95 mmHg，发作时头胀，自服波依定，控制可。口干欲饮，纳可眠差，多梦。舌红，苔薄黄，脉沉弦。

处方：上方钩藤改30 g，加白蒺藜15 g，夜交藤30 g，紫石英15 g。14剂，水煎服，日一剂。

三诊：心前区有跳动感，眠差多梦，头晕，纳可，二便调。舌暗红，舌体胖大，苔薄白，脉弦。

处方：

黄芪30 g	麦冬15 g	五味子9 g	丹参15 g
川芎15 g	水蛭9 g	元胡15 g	野葛根15 g
羌活15 g	钩藤30 g	决明子15 g	黄连9 g
炒枣仁30 g	甘草9 g		

14剂，水煎服，日一剂。

随访：患者诸症基本消失。

【按语】

患者心前区反复不适，常规治疗无效，考虑血瘀较重，伴有热毒阻络，以丹参、川芎、水蛭、莪术破血逐瘀，冰片一药芳香开窍，开胸散结，止胸痛效果最佳。二诊时心前区刺痛，白蒺藜平肝，夜交藤、紫石英宁心安神。三诊时加野葛根、羌活开阳，元胡活血。

医案二十七：补气清热，逐瘀通络治疗冠心病

【医案摘要】

赵某某，男，49岁，冠心病。

主诉：心前区疼痛2月余。

现病史：患者近2月心前区疼痛，随活动加重，发作时持续3分钟左右，休息后及舌下含服硝酸甘油后缓解。每天发作1次，余无明显不适。纳眠可，大便质稀。舌暗红，苔白厚腻，脉弦。

检查：1. 心电图：窦性心动过缓、陈旧性前间壁心梗、慢冠。2. 心脏彩超：室间隔增厚、左房大、二尖瓣返流（轻度）、三尖瓣返流（轻度）、左室充盈异常。3. 血压：130/70 mmHg。

中医诊断：胸痹　瘀毒阻络证

西医诊断：冠心病

处方：黄芪45 g　　　麦冬15 g　　　五味子9 g　　　丹参15 g
　　　川芎15 g　　　水蛭9 g　　　元胡15 g　　　莪术9 g
　　　冰片0.2 g$^{(冲服)}$　黄连9 g　　　连翘15 g　　　木香9 g
　　　半枝莲15 g

14剂，水煎服，日一剂。

二诊：服药效果一般，心前区疼痛，头胀，下午加重，口干，眠差，入睡难，大便不成形，舌暗，苔薄白，脉弦。

处方：上方加钩藤45 g，三七粉（冲服）3 g。14剂，水煎服，日一剂。

三诊：服药可，心前区疼痛缓解，仍头胀，下午加重，纳可眠差。舌暗，苔薄白，脉弦。

处方：上方加牛膝15 g，酸枣仁30 g。14剂，水煎服，日一剂。

随访：患者病症基本未发作。

【按语】

患者症状杂，心电图、心脏彩超均有异常表现，辨为瘀毒阻络。遣方以生脉散加丹参、川芎、水蛭、元胡、莪术活血，冰片芳香解毒，黄连、连翘、半枝莲解毒，木香行气。二诊时诉头胀，考虑肝阳上亢，加钩藤平肝潜阳，三七粉活血。三诊时仍头胀，加牛膝引药下行。

医案二十八：补气活血，解毒通络治疗冠心病

【医案摘要】

陈某某，男，55岁，冠心病。

主诉：胸闷、气短半月余。

现病史：冠心病史26年，高血压病史5年，平素服利血平、非诺贝特治疗。现胸闷、气短、乏力，心前区疼痛，易汗出，胃胀，泛酸，纳眠可，二便调。舌紫，少苔，脉弦紧缓。

检查：血生化示TG（甘油三酯）1.09 mmol/L，TC（总胆固醇）4.2 mmol/L，LDL（低密度脂蛋白）2.59 mmol/L。

中医诊断：1. 胸痹　气虚血瘀证

西医诊断：1. 冠心病　　2. 窦缓　　3. 高血压病

处方：
黄芪30 g	麦冬15 g	五味子9 g	元胡15 g
三七粉3 g^{（冲服）}	冰片0.2 g^{（冲服）}	川芎15 g	野葛根15 g
水蛭6 g	甘草6 g	木香12 g	厚朴12 g
钩藤30 g	黄芩15 g	蒲公英15 g	

14剂，水煎服，日一剂。

二诊：服药可，胸闷、气短减轻，多汗，纳眠可，口中有异味。舌淡红，有齿痕，苔白，脉弦。

处方：
黄芪15 g	生地15 g	黄连9 g	黄芩15 g
黄柏15 g	知母15 g	栀子15 g	丹皮15 g
生石膏15 g	丹参15 g	赤芍15 g	钩藤15 g
甘草9 g			

14剂，水煎服，日一剂。

三诊：服药可，仍感胸闷、气短，背痛，双下肢乏力。纳眠可，二便调。舌淡紫，边有齿痕，苔白，脉弦滑。

处方：黄芪 30 g　　麦冬 15 g　　五味子 9 g　　丹参 15 g

　　　川芎 15 g　　元胡 15 g　　柴胡 15 g　　黄连 9 g

　　　钩藤 15 g　　白蒺藜 15 g　　羌活 15 g　　野葛根 30 g

　　　泽泻 15 g　　生牡蛎 30 g　　甘草 6 g

　　　　　　　　　　　　　　　　　14 剂，水煎服，日一剂。

随访：患者服后效可，因条件所限不能继续服用中药。

【按语】

患者病史较长，且血脂较高，考虑脂毒为患。脂毒易损伤心脉，以益气养阴之黄芪一号方加木香、厚朴行气，缓解胃胀、泛酸等中气上逆症状，加钩藤、黄芩、蒲公英清热解脂毒。二诊时诉口中异味，考虑为胃火上炎，胃阴不足，因此以黄连解毒汤为主方，加丹参、赤芍活血，钩藤清热。三诊时仍以益气、养阴、活血为主要治疗原则。

第三节　高血压病医案

医案一：滋阴潜阳，活血解毒治疗高血压合并冠心病

【医案摘要】

宋某，男，48 岁，高血压病，冠心病。

主诉：阵发胸闷半月。

现病史：5 年前常头晕头胀，查体血压 150/95 mmHg，用复方降压片维持，血压平稳。3 年前因情绪激动血压升高，出现胸痛胸闷，当时心电图示冠状动脉供血不足，服鲁南欣康、阿司匹林等好转。1 周前无明显诱因，又觉头晕、胸闷、胸痛，劳力诸症加重，服鲁南欣康效果一般，眠差，纳可，二便调。舌红，苔黄，脉弦滑。

查体：BP 160/95mmHg。HR 80 次/分，律整，心音有力，A2 > P2，瓣膜杂音（-），肺听诊（-），下肢无浮肿。心电图示：V4 - V6 ST 段下移 1 mV。

中医诊断：1. 眩晕　肝火上扰证　　2. 胸痹

西医诊断：1. 高血压病　　2. 冠心病

处方：钩藤 30 g　　　黄芩 15 g　　　黄连 9 g　　　冰片 0.3g$^{(冲服)}$

　　　泽泻 20 g　　　当归 15 g　　　女贞子 15 g　　栀子 12 g

　　　川芎 15 g　　　豨莶草 18 g　　　野葛根 30 g　　三七粉 3 g$^{(冲服)}$

　　　炒枣仁 30 g

14 剂，水煎服，日一剂。

二诊：乏力症状明显好转，胸闷减轻，纳眠可，大便 3 - 4 日一行，质可，小便调。

处方：上方加杏仁 9 g，厚朴 15 g，茯苓 15 g，甘草 6 g。14 剂，水煎服，日 1 剂。

三诊：诸症见轻，仍偶感胸闷、乏力，纳眠可，大便日 3～4 次，质可，小便调。

处方：上方加补骨脂 15 g，诃子 12 g，肉桂 6 g。14 剂，水煎服，日一剂。

四诊：上午九点左右仍有胸闷，乏力感，嗝气，偶有胸部堵塞感，纳眠可，大便不尽感减轻，小便调。

处方：黄连 12 g   黄芪 45 g   生地 15 g   泽泻 15 g
      青蒿 15 g   苦参 12 g   丹参 15 g   川芎 12 g
      野葛根 15 g   麦冬 30 g   五味子 9 g   炙甘草 15 g

14 剂，水煎服，日一剂。

【按语】

高血压是冠心病的重要危险因素之一。高血压多归为"眩晕"一证，其病因病机概括为"风、火、痰、瘀、虚"。如初期多因将息失宜，心肝火旺，热极生风，冲逆巅顶，上蒙清窍，而发眩晕头痛，随着病情发展，风、火、痰、瘀、虚诸证蜂起，虚实夹杂，火热痰瘀胶结难解，浸淫血脉，损及脏腑及脉络，造成多种并发症。患者已过中年，将息失宜，情志恼怒，肝火上炎，痰热内扰，上扰清阳发为头胀头晕，上扰胸阳发为胸痹心痛。病发多年，虚实夹杂，火热痰瘀胶结难解，浸淫血脉，损及脏腑及脉络。舌红、苔黄、脉弦滑为痰热内扰之象。故以平肝泻火，清热化痰，活血化瘀为治。拟钩藤方加减治疗。患者多年高血压，导致冠心病胸痛胸闷。对此常用钩藤、黄芩、豨莶草、栀子、葛根等药物，可平肝泻火解毒，既对血压有下降作用，改善临床症状，又对并发症有一定的治疗和预防作用。本案配伍活血化瘀药物，如三七粉等，既可治疗冠心病，又有较强的降血压作用。另外随证加减瓜蒌、元胡以开胸顺气，活血止痛。丁书文教授治疗高血压时尤其推崇钩藤这味药物，认为其能清热解毒，平肝降压。唯有一点，钩藤一药入煎剂时需要后下，即煎煮第一遍完成前 5 分钟入煎，过度煎煮会使钩藤的作用减弱。用量一般以 30–45 g 为宜。

医案二：清泻内热，荡涤痰浊治疗高血压合并冠心病

【医案摘要】

刘某，男，49 岁，高血压病，冠心病。

主诉：头晕、头胀，心烦、心慌2周。

现病史：3年前查体发现血压升高达160/100 mmHg，服复方降压片，血压维持正常。2周前感心慌，劳力时感胸闷，伴心烦、头晕、头胀，眠差，纳可，二便调。舌红，苔黄腻，脉弦滑。既往有冠心病病史。

查体：形体肥胖，BP 150/100 mmHg，HR 80次/分，心音有力，杂音（－），A2＝P2。心电图示：V1－V6导联ST段轻度下移。

中医诊断：1. 眩晕　痰热壅滞，热毒内盛证　　2. 心悸

西医诊断：1. 高血压病　　2. 冠心病

处方：钩藤30 g　　黄芩15 g　　黄连9 g　　泽泻15 g

　　　　女贞子15 g　当归15 g　川芎12 g　　竹茹15 g

　　　　枳实9 g　　菖蒲12 g

6剂，水煎服，日一剂。

同时服倍他乐克25 mg，Bid。

二诊：以上症状稍减，舌红，苔黄腻，脉弦滑。BP 140/100 mmHg。

处方：上方加栀子15 g。12剂，水煎服，日一剂。

三诊：诸症明显好转，稍心慌，头胀。舌红，苔薄黄，脉弦。BP 140/90 mmHg。

处方：上方加丹参30 g。6剂，水煎服，日一剂。

四诊：头晕胀消失，稍感心慌，劳力加重，纳可，眠差。舌红，苔薄黄，脉弦。BP s140/90 mmHg。

处方：上方加黄芪30 g，麦冬15 g，炒枣仁20 g。6剂，水煎服，日一剂。并停服倍他乐克。

五诊：诸症基本消失。舌红，苔薄，脉弦。BP 140/85 mmHg。

处方：黄芪30 g　　麦冬15 g　　当归15 g　　川芎12 g

　　　　丹参30 g　　炒枣仁30 g　钩藤30 g　　黄芩15 g

　　　　黄连9 g　　野葛根30 g　白芍12 g

6剂，水煎服，日一剂。

六诊：诸症消失。舌淡红，苔薄白，脉弦。BP 140/85 mmHg。治疗效果较好，患者停药。

【按语】

高血压病热毒理论是由丁书文教授所创，该理论认为，高血压病患者

凡具有头晕、头胀痛、心烦、失眠、面红目赤、口干口苦、耳鸣、舌红苔黄、脉弦或弦滑等症状者，为高血压病热毒证，该证之病机具有由内而生、心肝火旺、火势酷烈、致病范围广泛、易生他变等特点，符合内生热毒的一般特征，故以热毒论之。治疗应以清热解毒为主。本医案的辨证论治，便体现了这一理论。本案病人形体肥胖，从中医体质学说上说，病邪易从湿化，津液输布运化迟缓，可致痰浊壅滞。痰壅化热，痰热交攻，上冲上犯，蒙蔽清窍，痰热闭阻，扰乱心神，火势酷烈，致病广泛，故以热毒命之。此热毒源于痰湿闭阻，故一诊治疗注重清热解毒及豁痰开窍，方药以钩藤、黄芩、黄连清热解毒；泽泻、竹茹、枳实、菖蒲清热豁痰开窍；女贞子养阴清热，川芎、当归理气活血和血。二诊加栀子为增清热解毒之力。三诊加丹参为助活血通络之效。四诊已收较好疗效，停用西药倍他乐克，但考虑热病耗气伤阴，气阴双亏，故复加益气养阴之药。五诊改治疗方案，以益气养阴，清热活血法善后。

医案三：补肾潜阳，清热活血治疗高血压病

【医案摘要】

金某某，女，56 岁，高血压病。

主诉：头晕、心悸 20 余天。

现病史：患者 20 余天前感冒后逐渐出现心悸、心慌，服复方大青叶、黄连上清片、珍菊降压片、罗布麻，症状不缓解。症见：心慌，心悸，颠顶胀感，汗多，口干，眼干涩，咽干，平素易上火、着急，易感冒，纳可眠差，大便 2 日 1 行，小便调。舌暗红，苔黄燥，脉弦细。

中医诊断：1. 眩晕 肝火上炎，热毒内蕴证　　2. 心悸

西医诊断：高血压病

处方：

钩藤 45 g	黄连 12 g	栀子 12 g	泽泻 30 g
丹皮 15 g	女贞子 15 g	豨莶草 15 g	野葛根 15 g
川芎 15 g	生地 15 g	山萸肉 9 g	黄柏 12 g
知母 15 g	制首乌 15 g	炒枣仁 30 g	菊花 15 g。

14 剂，水煎服，日一剂。

二诊：易感冒症状改善，心慌减轻，睡眠改善，矢气增多，仍汗多，无心烦，服"平欣"后身上起红色丘疹，瘙痒，午后 3 点血压不稳，纳眠

可，二便调。舌暗红，苔黄，脉沉弱。

处方：钩藤 45 g　　黄连 12 g　　栀子 12 g　　泽泻 30 g

　　　　丹皮 15 g　　女贞子 15 g　　豨莶草 15 g　　野葛根 15 g

　　　　川芎 15 g　　炒枣仁 30 g　　羚羊粉 1 g^{（冲服）}连翘 15 g

　　　　　　　　　　　　　　　　　14 剂，水煎服，日一剂。

随访：患者服后诸症消失。

【按语】

患者在主症心悸之外，主要感颠顶胀，此为肝经所过之处，加之多汗、口干、眼干、咽干，一派肝火上炎的实热证表现。兼之有眠差、大便难等症状，可见火热之邪已内结成毒，阻于脉络。二诊患者服药后症状减，证明初诊辨证无误。矢气多、眠改善乃是气机通畅的表现。午后血压不稳乃是热毒内结的致病特点。

患者平素性急，肝火亢盛，而又压抑强迫，所欲不遂，则有肝气郁结，气郁最易化火，火盛易煎熬营阴，耗伤心络。故辨证要点为肝火上炎，热毒内蕴。治则治法当平肝泻火，清热解毒。方选钩藤方加减。初诊考虑患者年事已高，肝肾易亏，故在钩藤方基础上加生地、山萸肉、制首乌，佐以滋补肝肾，效可。二诊时患者心慌减轻，睡眠改善，且无明显肝肾亏虚之象，故治疗仅在钩藤方基础上加羚羊粉、连翘加强清热解毒的力量。

本案中，患者显现出热毒内结的典型表现：病程较长，病势缠绵难愈，容易反复。对这一类热毒证患者，需着力用解毒之品。结合患者肝火上炎的表现，可以用羚羊粉清解热毒，这正是《药性赋》中所言"羚羊清乎肺肝"。

医案四：益气活血，滋阴潜阳治疗高血压病

【医案摘要】

胡某某，女，70 岁，高血压病。

主诉：头晕 7 天，伴胸闷、气短。

现病史：患者高血压 15 年，服药后血压 120/80 mmHg，血脂高 10 年。7 天前无明显诱因出现头晕，无头痛，并感胸闷、气短，夜间可憋醒，无胸痛。现服瑞舒伐他汀、生脉胶囊、寿比山、阿司匹林、心宝。症见：头

晕，胸闷，气短，无胸痛，纳眠可，大便调，小便频。舌暗红，苔薄白，脉沉。

中医诊断：眩晕　气虚血瘀证

西医诊断：1. 高血压病　　2. 冠心病　心绞痛　　3. 高脂血症

处方：黄芪 45 g　　　麦冬 15 g　　　五味子 12 g　　　元胡 30 g

　　　三七粉 3 g^(冲服)　冰片 0.2 g^(冲服)　野葛根 15 g　　　川芎 15 g

　　　水蛭 6 g　　　　炙甘草 9 g　　　泽泻 30 g　　　　白术 15 g

　　　桂枝 12 g　　　钩藤 45 g　　　天麻 15 g

7 剂，水煎服，日一剂。

二诊：头晕、胸闷、气短均减轻，阵发头痛，近几日心前区时有隐痛，纳眠可，大便调，小便频。舌暗红，苔白，脉滑。

处方：黄芪 45 g　　　麦冬 15 g　　　五味子 12 g　　　元胡 30 g

　　　川芎 15 g　　　冰片 0.2 g^(冲服)　水蛭 6 g　　　　三七粉 3 g^(冲服)

　　　野葛根 15 g　　炙甘草 6 g　　　黄芩 15 g　　　　夏枯草 15 g

　　　泽泻 30 g　　　白术 15 g　　　桂枝 15 g　　　　钩藤 45 g

　　　天麻 15 g

14 剂，水煎服，日一剂。

三诊：头痛消失，阵发头晕、头胀，自述服药后头面部浮肿，双下肢浮肿，纳眠可，二便调。舌暗紫，苔白，脉沉。

处方：钩藤 45 g　　　天麻 15 g　　　泽泻 30 g　　　　茯苓 30 g

　　　黄连 9 g　　　　桑皮 15 g　　　冬瓜皮 30 g　　　葛根 30 g

　　　丹参 15 g　　　川芎 15 g　　　仙灵脾 15 g　　　猪苓 15 g

　　　草决明 15 g　　益母草 15 g

14 剂，水煎服，日一剂。

随访：患者恢复如常。

【按语】

患者年事已高，本已气虚，加之久病耗伤正气，气虚无力升举清阳，清窍失养故头晕，胸中之气不相接续故胸闷、气短，气虚无力行血则留而成瘀，故可见舌暗红。辨证要点为气虚血瘀。治则治法当为益气养阴，活血通络，平肝潜阳。方选黄芪一号方加减。以黄芪、麦冬、五味子益气养阴，以元胡、川芎、野葛根行气活血，水蛭、三七、冰片活血通络，泽

泻、白术、桂枝调和营卫，天麻、钩藤平肝潜阳，黄芩、夏枯草清泻
肝火。

医案五：滋阴补肾，安神宁心治疗高血压病

【医案摘要】

龙某某，男，66岁，高血压病，心律失常。

主诉：头胀痛半年。

现病史：患者高血压病10年，峰值160/90 mmHg，现服倍他乐克、代
文治疗。心律失常病史6年，射频消融术后。半年前自觉有气从腹部上冲，
后出现头胀痛，纳可，入睡难，大便日行3-4次，小便可，口中有异味。
舌暗红，苔厚腻，脉沉。

中医诊断：1. 头痛　肾阴不足，阴虚火旺证　　2. 胸痹

西医诊断：1. 高血压病　　2. 冠心病　　3. 射频消融术后

处方：

生地 12 g	茯苓 15 g	山萸肉 12 g	泽泻 15 g
丹皮 12 g	肉桂 9 g	紫石英 30 g	杜仲 15 g
补骨脂 12 g	炒枣仁 30 g	五味子 12 g	吴茱萸 6 g
夜交藤 30 g	炙甘草 6 g		

14剂，水煎服，日一剂。

二诊：头胀痛较前减轻，右侧牙疼，遇冷热加重，牙疼发作时常伴有
头胀痛加重，纳可，入睡难，大便成形，日行4次左右，小便调。舌暗紫，
苔黄厚，脉弦。

处方：

生地 12 g	茯苓 15 g	山萸肉 12 g	泽泻 15 g
丹皮 12 g	肉桂 9 g	紫石英 30 g	杜仲 15 g
补骨脂 12 g	炒枣仁 30 g	五味子 12 g	吴茱萸 6 g
夜交藤 30 g	炙甘草 6 g	肉蔻 12 g	诃子 12 g

14剂，水煎服，日一剂。

三诊：睡眠较前改善，右侧头胀痛，心前区饱食后有胀感，近几日头
晕加重，纳食乏味，口干，大便日行2-4次，小便调。舌暗，苔厚，
脉沉。

处方：

生地 12 g	茯苓 15 g	山萸肉 12 g	泽泻 15 g
丹皮 12 g	肉桂 9 g	紫石英 30 g	杜仲 15 g

补骨脂12 g	炒枣仁30 g	五味子12 g	吴茱萸6g
夜交藤30 g	炙甘草6 g	肉蔻12 g	诃子12 g
黄芪45 g	制附子9 g	白芷15 g	木香9 g

14 剂，水煎服，日一剂。

四诊：服药后胸闷明显减轻，胸骨后有胀闷感，气短，下肢乏力，无胸痛，纳眠可，大便质可，日行2次，小便调。舌暗红，苔白腻，脉细弱。

处方：黄芪45 g	党参30 g	茯苓15 g	白术12 g
干姜9 g	肉桂9 g	补骨脂12 g	诃子12 g
肉蔻12 g	升麻9 g	柴胡15 g	丹参15 g
川芎15 g	炙甘草9 g	山萸肉12 g	五味子9 g
麦冬15 g			

14 剂，水煎服，日一剂。

随访：患者诸症明显好转。

【按语】

患者所患之证似有"奔豚"之意。患者自感从腹部上冲，同时伴入睡难、口中有异味，属肾阴不足，阴虚火旺。因患者久病，加之年高，最易伤及肾阴，阴不制阳，虚火内扰，变生诸症。辨证要点为肾阴不足，阴虚火旺。治则治法当为滋阴补肾，活血安神。方选六味地黄汤加减。其中生地、茯苓、山萸肉、泽泻、丹皮滋阴补肾，紫石英、炒枣仁、夜交藤安神，肉桂、补骨脂、杜仲补肾壮骨，肉蔻、诃子涩肠止泻。黄芪、附子益气温阳，白芷、木香芳香醒脾。四诊服药后胸闷明显减轻，胸骨后胀闷感，气短，下肢乏力，无胸痛，纳眠可，大便质可，日行2次，小便调。舌暗红，苔白腻，脉细弱。辨证为脾气不足。治则治法当为益气健脾，升阳举陷。方选参苓白术散加减。黄芪、党参、茯苓、白术健脾益气，干姜、肉桂、补骨脂、山萸肉补益肾气，诃子、肉蔻收敛止泻，升麻、柴胡升阳举陷，丹参、川芎活血祛瘀，五味子、麦冬滋阴收敛。

医案六：补肾清热，降脂解毒治疗高血压病

【医案摘要】

姜某某，女，65岁，高血压病，高脂血症。

主诉：头晕1年余。

现病史：患者头晕 1 年余。走路过快即头晕，伴有口干，口渴，鼻干，舌尖疼痛，反酸嗝气，右腿有胀感，饥饿时胸部不适，眠差梦多，纳可，小便灼热，尿频，大便调。舌尖红，苔黄，脉弦有力。

检查：BP 150/75 mmHg，LDL－C（低密度脂蛋白胆固醇）3.42 mmol/l。

中医诊断：眩晕　阴虚阳亢血瘀证

西医诊断：1. 高血压病　　2. 高脂血症

处方：制首乌 15 g　　枸杞 15 g　　菊花 15 g　　当归 12 g

　　　玄参 15 g　　　黄连 9 g　　　黄芩 15 g　　钩藤 30 g

　　　草决明 15 g　　丹参 15 g　　川芎 15 g　　莲子心 9 g

　　　乌贼骨 15 g　　半夏 9 g　　　生甘草 6 g　　炒枣仁 30 g

14 剂，水煎服，日一剂。

二诊：仍感头晕，口干渴，嗝气，偶胸闷、胸痛，左侧后背痛，纳可，眠欠佳，小便热，尿频，大便调。舌红，苔黄，脉弦。

处方：钩藤 30 g　　　黄芩 15 g　　黄连 9 g　　　制首乌 15 g

　　　枸杞 15 g　　　菊花 15 g　　丹参 15 g　　川芎 15 g

　　　水蛭 6 g　　　黄芪 30 g　　五味子 12 g　麦冬 15 g

　　　元胡 15 g　　　厚朴 9 g　　炒枣仁 30 g　桂枝 9 g

　　　羌活 12 g　　　炙甘草 6 g

14 剂，水煎服，日一剂。

三诊：头晕、口干渴减轻，嗝气减少，胸闷、胸痛减轻，纳眠可，二便调。舌尖红，苔黄，脉弦。改服中成药。

【按语】

患者年事已高，本已气虚，气不行津，日久化热，煎熬津液，日久形成阴虚，阴虚不能制阳则阳气独亢于上，气虚无力行血留而成瘀，阻于脉道，发为本病。辨证要点为阴虚阳亢血瘀。治则治法当为滋阴活血，平肝潜阳。此时患者症状减轻，好转较快，加之中药长期服用能够诱发胃部不适，故改用成药。

医案七：潜阳滋阴，活血止痛治疗高血压病

【医案摘要】

董某某，男，67 岁，冠心病，高血压病。

主诉：心前区及后背胀痛 1 个月。

现病史：患者 1 月前因生气诱发心前区及后背胀痛，服速效救心丸后缓解。2009 年 4 月份于某医院诊为"冠心病"。现服通心络、倍他乐克缓释片、波依定，效可。症见：心前区及后背肩胛骨处胀痛，部位固定，活动后稍减轻，无胸闷憋气，纳眠可，大便调，小便困难。

检查：冠脉 CT 示前降支近端轻中度狭窄。

中医诊断：胸痹　气虚血瘀，热毒内盛证

西医诊断：1. 冠心病　　2. 高血压病

处方：黄芪 30 g　　　　麦冬 30 g　　　　五味子 12 g　　　　元胡 30 g

　　　三七粉 3 g^(冲服)　冰片 0.2 g^(冲服)　川芎 15 g　　　　野葛根 30 g

　　　水蛭 6 g　　　　炙甘草 6 g　　　　柴胡 15 g　　　　丹皮 9 g

　　　栀子 12 g　　　　黄芩 15 g　　　　炒枣仁 30 g

水煎服，日一剂，连服 1 月。

二诊：诸症明显减轻，心前区、后背胀痛消失，左锁骨下部稍感疼痛，受凉后加重，纳眠可，二便调。

处方：钩藤 45 g　　　黄连 12 g　　　黄芩 15 g　　　野葛根 15 g

　　　丹皮 15 g　　　栀子 12 g　　　玄参 15 g　　　白芍 15 g

　　　当归 9 g　　　　川芎 15 g　　　丹参 15 g　　　水蛭 6 g

　　　生地 12 g　　　青蒿 15 g　　　麦冬 15 g　　　元胡 15 g

　　　生甘草 6 g

14 剂，水煎服，日一剂。

三诊：诸症明显减轻，心前区、后背胀痛消失，左锁骨下部稍感疼痛，受凉后加重，纳眠可，二便调。

处方：钩藤 45 g　　　黄连 12 g　　　黄芩 15 g　　　丹皮 15 g

　　　栀子 12 g　　　玄参 15 g　　　白芍 15 g　　　当归 9 g

　　　川芎 15 g　　　丹参 15 g　　　水蛭 6 g　　　生地 12 g

　　　青蒿 15 g　　　麦冬 15 g　　　元胡 15 g　　　野葛根 15 g

　　　生甘草 6 g　　　炒麦芽 15 g　　　天冬 15 g

14 剂，水煎服，日一剂。

【按语】

患者疾病系生气诱发，疼痛性质以胀痛为主，疾病的性质与"气"密切相关。一般胀痛属气滞，活动后气滞减则胸背痛亦减。气滞则血不行，留而成瘀，阻于脉道，不通则痛，也是造成疼痛的原因之一。加之唇舌色暗，可辨为血瘀，故本病证型为气滞血瘀证。血瘀日久化热成毒，故可见舌苔黄腻，胸部憋闷、疼痛，甚则胸痛彻背、短气、喘息不得卧等临床表现。多由上焦阳气不足，阴寒、痰浊、瘀血等留聚胸中，使气机不得宣通所致。此病多见于中老年人。胸痹之名出自《内经》，汉代张仲景在《金匮要略》中有专篇对其病因、症状、治疗等做了较为详细的论述，后世学者多宗之。《素问·藏气法时论》："心病者，胸中痛，胁支满，胁下痛，膺背肩胛间痛，两臂内痛。"

医案八：补气活血，祛风潜阳治疗高血压病

【医案摘要】

刘某某，男，65 岁。

主诉：脑鸣半年。

现病史：患者有高血压病 10 余年，服降压药控制在正常范围。半年前：始觉胸动轰鸣，伴心烦易怒，汗出较多，视物昏花，腰膝酸软。纳眠可，二便调。舌暗，苔薄黄，脉弦。

中医诊断：眩晕　肝阳上亢，阴虚火旺证

西医诊断：1. 高血压病　　2. 脑动脉硬化

处方：钩藤 45 g　　　白蒺藜 15 g　　川芎 15 g　　　当归 15 g

　　　野葛根 30 g　　黄连 15 g　　　苦参 15 g　　　黄柏 12 g

　　　栀子 12 g　　　水蛭 6 g　　　僵蚕 12 g　　　甘草 6 g

　　　紫石英 30 g

6 剂，水煎服，日一剂。

二诊：心烦易怒明显减轻。觉乏力，汗出多，视物昏花。舌淡紫，苔白，脉弦细。

处方：黄芪 30 g　　　麦冬 20 g　　　五味子 12 g　　钩藤 30 g

　　　川芎 15 g　　　当归 15 g　　　野葛根 30 g　　白蒺藜 15 g

　　　黄连 12 g　　　栀子 12 g　　　水蛭 6 g　　　紫石英 30 g

　　　甘草 9 g

6 剂，水煎服，日一剂。

三诊：乏力明显好转，汗出减少。舌淡紫，苔白，脉弦细。

处方：上方加丹参 30 g。6 剂，水煎服，日一剂。

四诊：仍觉视物昏花，其余诸症好转或基本消失。舌淡，苔白，脉弦细。

处方：上方加防风 9 g，蔓荆子 12 g。水煎服，日一剂，共 6 剂。

【按语】

患者年老体弱，肝肾亏虚，肝阳上亢，扰乱清窍故视物昏花。肾阴亏虚，阴虚火旺，内热耗伤营阴，心肾失养，故心烦易怒，汗出较多，乏力。舌淡紫、苔白、脉弦细乃阴虚火旺，内热耗伤营阴之征象。故辨证要点为肝阳上亢，阴虚火旺。治则治法当为平肝潜阳，清热泻火佐以养阴。初诊时，方选钩藤方加减，重在泻肝火。二诊时，方选黄芪一号方加减，其中黄芪、麦冬、五味子、当归益气养阴，川芎、葛根、水蛭活血化瘀，黄连、栀子、钩藤、白蒺藜清热养阴泻火，紫石英镇心安神。栀子善清三焦火热毒邪，丁书文教授常用其治疗高血压热毒蕴结证。三诊时，在上方的基础之上加入丹参活血祛瘀止痛，凉血清心，除烦养血安神。正如《本草分经》云："丹参味苦气降，入心与名络。去瘀生新，调经补血，治血虚血瘀之症。"四诊时，在上方的基础之上，加入防风祛风通络，蔓荆子疏散风热，清利头目，丁书文教授认为祛风药物因其辛散，可开宣肺气，善能通行，攻逐内外，升清降浊，调理气机。

第四节　病毒性心肌炎医案

医案一：气阴双补，解毒宁心治疗病毒性心肌炎

【医案摘要】

刘某，女，15 岁，病毒性心肌炎。

主诉：胸闷、憋气 20 余天。

现病史：既往有病毒性心肌炎病史 2 年，经治疗后好转。2019 年 5 月 2 日因感冒出现胸闷、憋气，活动后心率加快，纳差，眠可，大便干，小便调。舌质淡胖，苔薄白，脉细数。

查体：心肺（－）。血常规，WBC（白细胞）4.7×10^9/L，RBC（红细胞）3.98×10^{12}/L，Hb 103 g/L。心电图示窦性心律不齐。

中医诊断：心瘅　心脾两虚，气血双亏证

西医诊断：病毒性心肌炎

处方：

黄芪 30 g	白术 9 g	防风 6 g	当归 9 g
熟地 9 g	杭芍 9 g	阿胶 11 g^{（烊化）}	制首乌 9 g
木香 9 g	山楂 12g g	云苓 9 g	炙甘草 6 g
肉桂 6 g			

7 剂，水煎服，日一剂。

二诊：诸症减轻。仍有多汗，气短，喜叹息，心烦，纳眠可，二便调。舌质淡胖，苔黄，脉细数。查体：HR 100 次/分，心肺（－）。

处方：上方去肉桂，加黄连 6 g，青蒿 9 g，连翘 9 g。7 剂，水煎服，日一剂。

三诊：盗汗，乏力，喜叹息，心烦。舌红，苔薄黄，脉数。查体：HR 101 次/分，心肺（－）。

处方：上方加丹皮 15 g，杭芍 9 g。6 剂，水煎服，日一剂。

四诊：足底出汗较多，夜间甚，叹气，餐后腹痛，心烦，乏力。舌红，苔薄黄，脉数。

处方：

黄芪30 g	麦冬30 g	五味子9 g	生熟地各9 g
当归9 g	知母9 g	黄柏9 g	阿胶11 g$^{(烊化)}$
郁金9 g	山楂15 g	炒麦芽15 g	甘草9 g

7 剂，水煎服，日一剂。

五诊：诸症皆减，餐后腹痛消失。

处方：上方去山楂、炒麦芽。7 剂，水煎服，日一剂。

患者未再复诊，后电话随访，患者自述症状消失，心电图正常，已停药。

【按语】

中医学将病毒性心肌炎归于"心悸""怔忡""胸痹""虚劳""温毒""温病"等的范畴。在国家标准《中医临床诊疗术语》的病名定义中以"心瘅"病名概之。《外台秘要》卷四："心瘅，烦心，心中热。"丁书文教授认为，本病正气亏虚为本，邪毒入侵、内蕴于心为标，病机为虚、瘀、毒并存，临床分为急性期、恢复期、慢性期、后遗症期，不同时期，治疗原则不同，应辨证辨病相结合。本案病人系青少年，病程迁延，处于后遗症期。一诊时自汗，乏力，喜深吸气，活动后心率加快，纳差，大便干，舌质淡胖，苔薄白，脉细数。此乃气血双亏的表现。病因病机为正虚之人，感受外邪，久治不愈，更伤正气，脾胃气虚，生化乏源，血亏津枯，心神失养。脾胃为后天之本，为气血生化之源，如《素问·经脉别论》云："食气入胃，散经与肝……浊气归心，淫精于脉""饮入于胃，游溢精气，上输于脾，脾气散精，上归于肺……通调水道，下输膀胱，水精四布，五经并行。"脾虚则精气不足，血枯津亏，心神失养。故丁书文教授治疗本案以健脾胃、养心气、补气血为主。一诊获效后患者仍存心烦、多汗等症状，分析此为血虚阴亏火旺之象，故去温补之肉桂，加黄连、青蒿、连翘以清热泻火解毒。三诊时因患者表现心烦、喜叹息，故再加丹皮、杭芍以清热解郁；四诊时因患者足底出汗较多，夜间甚，调整处方，以益气养阴，清热泻火为治疗原则，而泻火之剂选择入肾经的知母、黄柏。本案二诊、三诊及四诊时皆以清热泻火为治，但三次皆有不同。二诊以清中、上两焦风热为主，偏于走表；三诊加用清热解郁之品，以清肝经之郁火；四诊以清肾火为主，偏于下焦。丁书文教授擅长清热泻火，临床应用随症变化，并非千篇一律，本案可见一斑。

医案二：补气养阴，升补宗气治疗病毒性心肌炎

【医案摘要】

房某，女，32岁，病毒性心肌炎。

主诉：心慌、心搏脱落感12年，加重2月。

现病史：患者12年前因上呼吸道感染引起心慌，早搏多，于当地医院诊为病毒性心肌炎，经静脉用药未痊愈。其后心慌、早搏反复出现，并逐渐出现气短、胸闷。心脏彩超：1. 左室假腱索；2. 前间壁功能减弱；3. 节段性运动不良。心电图：T波改变。于医院多所就诊，为心肌炎后遗症。2月前心慌、早搏频繁。现症见：心慌，心搏脱落感，低热，37 ℃至37.6 ℃，偶气短、偶胸闷，纳眠差，二便调。舌暗红，苔薄黄，脉沉弱。

查体：T 37.5 ℃，HR 98次/分，心肺听诊（-），杂音（-）。辅助检查：心肌酶谱正常。心脏彩超示：1. 局灶性陈旧性心肌损害；2. 房间隔局部增厚。

中医诊断：心瘅　热毒炽盛，气阴两虚证

西医诊断：1. 病毒性心肌炎　恢复期　　2. 心律失常　　3. 上呼吸道感染

处方：
黄芪45 g	麦冬30 g	五味子9 g	生地15 g
山萸肉9 g	黄连9 g	青蒿30 g	苦参12 g
野葛根15 g	丹参15 g	当归12 g	连翘15 g
双花30 g	炙甘草15 g	白薇15 g	

14剂，水煎服，日一剂。

二诊：心慌减轻，体温正常，仍有胸闷、气短，心搏脱落感次数减少，乏力，纳差，大便可，小便调。舌暗红，苔薄黄，脉沉。

处方：上方加升麻9 g，柴胡15 g，党参30 g，炒枣仁30 g，竹叶9 g，黄芪改为90 g。14剂，水煎服，日一剂。

三诊：诸症减轻，偶有胸闷、心慌、气短，仍有心搏脱落感，多与活动有关，时有乏力，头痛偶发，纳眠可，大便可，小便淋漓不尽。舌淡红，苔薄白，脉弦。

处方：黄芪 30 g　　　麦冬 30 g　　　五味子 12 g　　　生地 15 g

　　　山萸肉 12 g　　黄连 12 g　　　青蒿 30 g　　　　苦参 12 g

　　　元胡 15 g　　　柴胡 15 g　　　白芍 15 g　　　　野葛根 30 g

　　　白薇 15 g　　　知母 15 g　　　丹皮 15 g　　　　槟榔 12 g

　　　炒枣仁 30 g　　炙甘草 15 g

　　　　　　　　　　　　　　　　　　　7 剂，水煎服，日一剂。

四诊：早搏消失，胃脘胀满减轻，偶有胸闷，气短，头痛，乏力，口不干，纳眠可，大便日行 2－3 次。舌淡红，苔薄白，脉弦。

处方：上方加人参 15 g（单包），升麻 9 g，柴胡 15 g。14 剂，水煎服，日一剂。

患者未再复诊，半月后电话随访，诸症皆除。

【按语】

丁书文教授认为病毒性心肌炎乃正气内亏，复感外邪所致，在疾病的急性期，邪毒炽盛，正气已亏，治宜祛邪为主，兼顾扶正；在疾病的恢复期，病人往往气血阴阳不足，治宜扶正为主，兼顾祛邪。丁书文教授治疗本病，注重辨病辨证相结合，强调清热解毒及时彻底，益气养阴贯穿始终，重视活血化瘀，酌用安神定志，体现了共性和个性的统一。

本案病人素有心肌炎病史，邪毒伤正，心气内亏，复感外邪，正邪交争，外邪入里化热，内外交攻，热毒遂成，充斥表里，耗气伤阴，气阴两虚。患者低热不退、舌暗红、苔黄乃邪热充斥表里内外所致，心慌、胸闷、气短、眠差乃正气耗伤，气阴两虚之征。其脉象亦支持以上病机。治疗以清热解毒，益气养阴为主，方中以双花、连翘、青蒿、白薇等甘寒之品清透表热，以黄连、苦参等苦寒之品清解里热。以黄芪、麦冬、五味子、生地、山萸肉、当归、炙甘草益气养阴，生津复脉，以丹参辅以活血化瘀。患者服药后心慌减轻，体温正常，仍感乏力，此乃邪热虽已减退，但因正气仍受伤之故，所以二诊时上方加大黄芪用量，并加党参健脾益气，以升麻、柴胡引清气上行，增益气之功，以竹叶、炒枣仁清心安神。三诊时患者表证已解，里热仍存，治疗虽仍以益气养阴、清热解毒为主，但解表之剂不再应用。四诊时患者胸闷，气短，头痛，乏力，大便溏泄，此乃气虚下陷，清阳不升之故，故治疗酌配人参、升麻、柴胡增益气升提之力。本病毒性心肌炎案，病人由急性期进入恢复期、缓解期，不同时期治疗方案不同，体现了中医同病异治的治疗原则，用药上宜不拘泥，不仅扶正祛邪、表里兼顾，而且寒热兼施、升降并用。患者最终得以痊愈，是中医辨证论治、整体观念发挥作用的结果。

医案三：解毒和营，补气活血治疗病毒性心肌炎

【医案摘要】

刘某，女，22 岁，病毒性心肌炎。

主诉：胸闷 1 年。

现病史：患者 1 月前诊断为心肌炎，现仍憋闷，严重时手、口麻木，偶头晕恶心，汗出，前胸压迫感。纳少，入睡难，夜间心率快，饭后腹胀。舌红，苔剥，脉细数。

查体：BP 110/90 mmHg，HR 72 次/分，R 18 次/分，心音尚可，A2＞P2，心脏杂音（−），两肺未闻及杂音，双下肢无浮肿。

中医诊断：心瘅　气虚血瘀证

西医诊断：病毒性心肌炎

处方：

西洋参 6 g	生黄芪 45 g	麦冬 30 g	五味子 12 g
生地 15 g	当归 12 g	黄连 12 g	黄芩 15 g
野葛根 30 g	川芎 12 g	炒枣仁 30 g	柏子仁 15 g
炙甘草 15 g			

7 剂，水煎服，日一剂。

二诊：服药有效，活动后憋闷，心前区压迫感，天热时感头晕，眠改善。舌淡黯，苔剥，脉细数。

处方：上方加连翘 15 g，防风 9 g，桂枝 12 g，白芍 15 g。14 剂，水煎服，日一剂。

三诊：服上方后症状基本消失。纳眠可，二便调。舌黯，苔薄白，脉沉细。

处方：上方 6 剂，研粉，炼蜜为丸，每日三次，每次 9 g 善后。

【按语】

丁书文教授治疗心肌炎患者常常以益气活血、清热解毒为基本治法。本案患者素体虚弱，加之外感之证内传，耗伤正气，气虚则多汗，饭后腹

胀；心气不足，无力行血，留而成瘀，阻于脉道，阳气不达四肢故手麻，清阳不升故头晕，胸阳不展故胸前有压迫感。治宜益气活血，安神宁心。方用黄芪一号方加减。心肌炎患者往往反复出现症状，缠绵难愈，疾病的变证比较多，属热毒范畴，因此遣方用药时一般都要使用清热解毒之品，如连翘、半枝莲等。

医案四：温补中焦，活血和营治疗病毒性心肌炎

【医案摘要】

孙某某，女，37岁，病毒性心肌炎后遗症。

主诉：阵发心慌5月余。

现病史：患者5月前因发烧于医院诊断为心肌炎，住院治疗1月余好转。仍觉心慌，胸部隐隐刺痛，现服通心络，倍他乐克，肌苷片。症见：心慌，胸部隐隐刺痛，善叹息，气短，周身乏力，易疲劳，阵发汗出，自觉面部烘热，脱发，纳眠可，二便调。舌淡红，苔薄黄，脉沉弱。

查体：T 36.5 ℃，HR 105次/分，心肺听诊（－），杂音（－）。辅助检查：心肌酶谱正常。

中医诊断：心痹 气阴两虚血瘀证

西医诊断：病毒性心肌炎 后遗症期

处方：黄芪45 g　太子参30 g　麦冬30 g　五味子12 g
　　　生地12 g　山萸肉9 g　知母12 g　黄柏9 g
　　　丹参15 g　川芎9 g　野葛根15 g　炒枣仁30 g
　　　夜交藤30 g　玫瑰花12 g　元胡20 g　三七粉3 g（冲服）
　　　炙甘草9 g

15剂，水煎服，日一剂。

二诊：服药效显，汗出心慌基本消失，乏力减轻，胸部隐痛减轻，睡前醒后仍觉心搏跳感，心前区不适，心烦，劳累后加重，服倍他乐克后缓解。自觉从发作心慌以来行经时下腹坠胀感，经量、色正常。舌淡红，苔少，脉沉弱。

处方：黄芪45 g　麦冬15 g　五味子9 g　桂枝12 g
　　　白芍9 g　制附子9 g（先煎）　干姜9 g　仙灵脾15 g
　　　炒小茴9 g　益母草12 g　当归12 g　红花9 g

　　　升麻 9 g　　　　生甘草 6 g

　　　　　　　　　　　　　　　　　15 剂，水煎服，日一剂。

　　三诊：胸痛基本消失，仍有心慌乏力，纳可，眠浅多梦，醒后头顶疼痛，二便调。舌淡红，苔黄厚，脉沉细。

　　处方：黄芪 45 g　　　生地 15 g　　　山萸肉 12 g　　　柴胡 15 g
　　　　　龙眼肉 12 g　　肉桂 6 g　　　　茯苓 15 g　　　　白术 12 g
　　　　　远志 9 g　　　　炒枣仁 30 g　　五味子 15 g　　　紫石英 30 g
　　　　　炙甘草 9 g　　　丹参 15 g　　　川芎 15 g

　　　　　　　　　　　　　　　　　15 剂，水煎服，日一剂。

　　随访：患者诸症消除。

【按语】

　　中医认为心肌炎的病机为：易患本病之人多为年轻未达筋骨隆盛、本气尚未充满之时或素体禀赋不足之人，或因肺卫失司，感受温热病邪；或为脾胃适逢亏欠，感受湿热疫毒而致。凡为热邪，皆具耗气伤阴的特点。热耗气于心脉，则致心气虚衰，并可继发气虚帅血无力的气虚血瘀之变。这一类病症表现有心悸怔忡，气短懒言，神疲乏力，胸痛胸闷，舌红或暗，脉软少力或结代。热伤阴于心血，则可使心阴不足，表现为五心烦热，口干及心神不宁、夜寐欠安，脉细数，舌红少津等症。总之本病以禀赋不足或心肺脾肾有不同程度亏虚为本，温热邪气、湿浊瘀血为标，正邪交争，相互作用，形成了不同类型的病理过程。当温热或湿热病邪耗气伤阴至极，则又可变生阴阳两虚重证。中药治疗过程中，要注意根据患者不同临床表现区别辨证。

　　本案诊为气阴两虚血瘀证，治宜益气养阴活血。拟方生脉散加减。二诊在益气养阴活血的基础上以桂枝、白芍调和营卫，制附子、干姜、仙灵脾、炒小茴振奋阳气。三诊注重温阳益气，疏肝健脾安神。本案亦是同病异治原则的临床体现。

医案五：行气活血，祛痰泻热治疗病毒性心肌炎

【医案摘要】

刘某某，男，34 岁，病毒性心肌炎。

主诉：胸闷、气短 2 月余。

现病史：患者自诉 2 月前因感冒出现胸闷气短，心电图示窦缓，心脏彩超示心肌炎、二尖瓣返流（轻度），曾服中药及诺迪康后效可。现症见：劳累、心烦后胸闷气短，心前区偶有针刺样疼痛，口干口苦，异味大，胃疼。舌暗红，两侧瘀斑明显，苔薄黄，脉沉缓。

中医诊断：胸痹　气阴两虚，痰热血瘀证

西医诊断：病毒性心肌炎

处方：黄芪 30 g　　　麦冬 15 g　　　五味子 12 g　　　生地 15 g
　　　黄连 9 g　　　　丹参 15 g　　　野葛根 15 g　　　炒枣仁 30 g
　　　夜交藤 30 g　　　柴胡 12 g　　　赤芍 15 g　　　　红花 12 g
　　　元胡 15 g　　　　白及 12 g　　　炙甘草 9 g

7 剂，水煎服，日一剂。

二诊：病史同前，心前区刺痛减轻，口干口苦，空腹胃痛，纳眠可，二便调。舌暗，苔薄黄，脉沉缓。

处方：上方加川芎 15 g，肉桂 6 g，连翘 15 g，白藓皮 15 g。7 剂，水煎服，日一剂。

三诊：胸部刺痛基本未发作，叹气则舒，纳一般，眠差，小便可，大便干。舌暗，苔白，脉弦缓。

处方：柴胡 15 g　　　当归 15 g　　　赤芍 15 g　　　川芎 15 g
　　　元胡 15 g　　　红花 12 g　　　黄芩 15 g　　　丹皮 15 g
　　　栀子 15 g　　　白藓皮 15 g　　白蒺藜 15 g　　连翘 15 g
　　　炒枣仁 30 g　　木香 9 g　　　玄参 15 g　　　甘草 6 g
　　　益母草 15 g

14 剂，水煎服，日一剂。

四诊：基本无不适，痤疮严重，纳可，二便调。舌紫暗，苔薄白，脉弦。

处方：上方加水蛭 6 g，冰片（冲服）0.2 g。14 剂，水煎服，日一剂。

【按语】

心肌炎一病多发于青年人，辨证属气阴两虚、痰热血瘀者居多，本例患者比较典型。以生地、黄连清热解毒，丹参、葛根、赤芍、红花、元胡活血行气，以枣仁、夜交藤宁心安神，以白及固护脾胃。二诊时尽管有口干口苦症状，仍加肉桂 6 g，乃是考虑长期应用寒凉药物容易伤阳气，加肉桂温煦阳气。三诊时患者主要症状变为叹气则舒，考虑肝郁气滞，故以逍遥散为主方，加连翘解毒，枣仁安神，木香行气，玄参滋阴，益母草活血。

第五节 杂病医案

医案一：温阳益气，滋阴清热治疗心力衰竭

【医案摘要】

张某，男，63岁，冠心病，心力衰竭。

主诉：胸闷3年，加重伴憋喘2周。

现病史：患者10年前，曾患前壁心梗，平素尚能坚持一般活动，3年前又觉胸闷、乏力，劳力后则感憋喘，予利尿、扩冠治疗后好转，后常常因劳力感胸闷。2周前，因感冒、劳累，胸闷憋喘加重，轻微劳动亦感憋闷，夜间不能平卧，时常憋醒，服用利尿药效不显，伴乏力、畏寒、肢冷、纳呆。舌淡紫，苔薄白，脉沉细。既往史：高血压病20余年，10年前心梗后血压在正常范围。

查体：T 37.8 ℃，P 80次/分，R 22次/分，BP 110/70 mmHg，心音低钝，A2＞P2，闻及收缩期杂音，两肺底有湿啰音，两下肢轻度浮肿。EKG：V1－V4导联Q波，陈旧心梗。心脏彩超：EF（射血分数）40%。血生化检查尚在正常范围。

中医诊断：1. 胸痹　阳气亏虚，水湿上泛证　　2. 水肿

西医诊断：1. 冠心病　　2. 心功能不全（心功能Ⅲ级）　　3. 高血压病

处方：制附子6 g$^{(先煎)}$　　云苓30 g　　白术20 g　　白芍15 g

　　　黄芪30 g　　　　麦冬20 g　　当归15 g　　川芎15 g

　　　泽泻20 g　　　　猪苓20 g　　葶苈子30 g

　　　　　　　　　　　　　　　　6剂，水煎服，日一剂。

二诊：自觉胸闷气喘明显减轻，因春节停药，近日又感胸闷，舌淡紫，苔薄。

处方：上方加丹参20 g。12 剂，水煎服，日一剂。

三诊：利尿药已停，较重体力劳动方感胸闷，夜间能平卧。舌淡，苔白，脉沉。查体：两肺底只有少许湿啰音，双下肢无浮肿。

处方：

黄芪45 g	麦冬20 g	五味子12 g	当归15 g
川芎15 g	云苓20 g	白术20 g	泽泻20 g
熟地20 g	仙灵脾15 g	益母草12 g	肉桂5 g
丹参30 g	炙甘草12 g		

12 剂，水煎服，日一剂。

随访：患者服药后能进行一般体力劳动。

【按语】

本例陈旧心梗后并发心力衰竭，先以真武汤温阳，佐以益气养阴，后以益气活血、温阳利水为主，佐以养阴。经中药治疗，能进行一般体力劳动，并且可以停服利尿药。中医本无心力衰竭这一病名，对于心衰的描述散见于喘证、水肿等证的记载。心力衰竭总的病机为本虚标实，虚者责之气血阴阳亏虚，实者责之痰浊、瘀血、水饮。历代有不少治疗心衰病的方剂，如真武汤、五苓散等，均以温阳活血利水为主要原则，丁书文教授认为心力衰竭一症不能只从益气温阳角度出发，同时要兼顾滋阴清热。

医案二：温阳益气，活血通络治疗病态窦房结综合征

【医案摘要】

王某，男，55 岁，病态窦房结综合征。

主诉：胸闷、心慌10 年，加重1 月。

现病史：10 年来常感乏力、胸闷、心慌、四肢凉。近1 月来加重，平素心率在50 次/分。诸症加重时，心率更慢。舌淡紫，苔薄白，脉缓而弱。病人不愿安装起搏器来就诊。

查体：BP 110/70 mmHg，HR 48 次/分，P 20 次/分，心音尚可，A2 = P2，心脏杂音（－），两肺未闻及杂音，双下肢无浮肿。

中医诊断：心悸　气阳两虚，瘀血阻滞证

西医诊断：病态窦房结综合征

处方：

黄芪30 g	桂枝15 g	白芍15 g	麦冬30 g
五味子9 g	当归15 g	麻黄9 g	细辛3 g

川芎 15 g　　　　炙甘草 12 g　　　元胡 15 g　　　炒枣仁 30 g

14 剂，水煎服，日一剂。

二诊：上方服 14 剂后，自诉症状明显好转，因春节未服药。近来，症状又有所反复。舌淡紫，苔薄白，脉缓弱。

处方：上方加仙灵脾 15 g。14 剂，水煎服，日一剂。

三诊：服上方后症状明显好转，自数心率在 55－60 次/分。舌淡，苔薄白，脉较前有力。

处方：1. 上方为丸，每丸 9 g，每日 3 次；2. 上方加党参 15 g，继服 15 剂。

四诊：病人来诊，自诉症状基本消失，自数心率在 55－60 次/分。

处方：上方丸药继服。

【按语】

病态窦房结综合征是由窦房结病变导致功能减退，产生多种心律失常的综合表现。患者出现与心动过缓有关的心、脑等脏器供血不足的症状，严重者可发生晕厥、猝死。本例患者经 24 小时动态心电图证实存在病窦，因患者不愿安装起搏器，遂来求医。治疗时多以益气温阳为大法，拟方黄芪建中汤加减。方中黄芪补益心气，麻黄、细辛乃大热之品，与黄芪配伍补益心阳，复脉止悸；桂枝、白芍调和营卫，麦冬、五味子补益心阴；当归、川芎、元胡活血祛瘀行气；炙甘草、炒枣仁宁心安神，全方兼顾气分、阴分、血分，共奏益气温中、活血化瘀的功效。二诊中，患者因劳累症状复发，加用仙灵脾可振奋阳气。经二诊后患者症状明显减轻。由于病窦系慢性病，病程较长，可以在症状改善后改服丸剂，长期服用，预防复发。

医案三：益气活血，清泻内热治疗肥厚性心肌病

【医案摘要】

梅某，男，68 岁，肥厚性心肌病。

主诉：胸闷、胸痛 7 年，加重 1 周。

现病史：胸闷，胸痛，背痛，心慌，憋气，夜间可憋醒，双下肢无水肿，时有头痛头晕，乏力，多饮，纳一般，眠可，大便干。舌红，少苔，脉弱。既往肥厚性心肌病病史 7 年余，曾服中药治疗，效不显。

查体：BP 140/70 mmHg，HR 75 次/分，心音尚可，瓣膜杂音（－），肺听诊（－），下肢无浮肿。

中医诊断：胸痹　心脉瘀阻，湿浊内盛证

西医诊断：肥厚性心肌病

处方：黄芪 30 g　　　　麦冬 30 g　　　　丹参 15 g　　　　元胡 30 g
　　　三七粉 3 g^(冲服)　冰片 0.3 g^(冲服)　水蛭 6 g　　　　土元 9 g
　　　泽泻 15 g　　　　大黄 6 g　　　　野葛根 30 g　　　土茯苓 15 g

14 剂，水煎服，日一剂。

二诊：胸痛稍减轻，仍乏力，易疲乏、困倦，纳眠可，二便调。舌红，少苔，脉沉。

处方：黄芪 45 g　　　　麦冬 30 g　　　　五味子 12 g　　　桂枝 15 g
　　　白芍 15 g　　　　丹参 15 g　　　　川芎 15 g　　　　水蛭 6 g
　　　羌活 15 g　　　　元胡 30 g　　　　土元 9 g　　　　连翘 15 g
　　　黄连 9 g　　　　三七粉 3 g^(冲服)　石菖蒲 10 g

14 剂，水煎服，日一剂。

患者未再复诊。电话随访，症状减轻。

【按语】

肥厚型心肌病是以室间隔和心室壁肥厚，心室腔变小，心室充盈受限，舒张期顺应性下降为基本特点的心肌病，病因尚不清楚。临床表现以胸闷、胸痛、心悸为主，归属中医"心痛""胸痹""心悸"等的范畴。丁书文教授治疗肥厚型心肌病，多从"瘀""湿""虚""热"等方面着手，血瘀痰湿日久，蕴积易致火热，临床上多见火热之象，但有时亦可出现热象并不明显的情况，此时酌情少量配伍清热之品，效果亦佳。本案病人，初诊见胸闷、胸痛、背痛，此乃心脉瘀阻之象；头痛、头晕、乏力、多饮乃湿浊蒙蔽，清阳不升，水液敷布障碍所致。舌脉亦支持心脉瘀阻，湿浊内盛的辨证分型。治疗以活血化瘀，祛湿泄浊为主。二诊头晕、头痛消失，胸痛减轻，仍乏力、困倦、脉沉，此乃病机演变，瘀阻心脉，营卫失和，气虚失运之征。考虑患者久病血瘀痰浊，有化热成毒之弊，故治疗在益气活血，调和营卫的基础上伍连翘、黄连等清热解毒之品。本案最终获效，与酌情配伍清热解毒不无关系。

医案四：清热解毒，活血止痛治疗肥厚型心肌病

【医案摘要】

杨某，男，44岁，肥厚型心肌病。

主诉：乏力反复发作半年。

现病史：患者近半年反复发作乏力，2014年2月于某医院诊断为肥厚性心肌病。现乏力，余无不适。舌紫暗，苔薄白，脉弦滑。

检查：心脏超声示，1. 肥厚型心肌病，非对称性梗阻型；2. 左室流出道轻度梗阻；3. 节段性室壁运动不良。

中医诊断：胸痹　热毒结胸证

西医诊断：肥厚型心肌病

处方：黄芪30 g　　麦冬15 g　　五味子9 g　　丹参15 g
　　　川芎9 g　　　水蛭6 g　　　生地15 g　　黄连12 g
　　　半枝莲15 g　钩藤15 g　　丹皮15 g　　栀子15 g
　　　甘草6 g

二诊：服药后平妥，现血压在138/100 mmHg左右。检查心肌酶：肌酸激酶同工酶27 U/L。

处方：上方加连翘15 g，公英15 g，木香12 g。14剂，水煎服，日一剂。

三诊：易困倦，吃凉食胃部不适，大便稀。舌胖大，苔薄白，脉滑数。

处方：上方加肉桂6 g，羌活15 g，佩兰12 g。24剂，水煎服，日一剂。

四诊：疲劳改善，余无不适。

处方：上方为水丸，善后。

【按语】

肥厚性心肌病的早期往往没有症状，或症状不明显，中医辨证为热毒结胸，病情重，合并证多，治疗时以解毒、活血为两大基本法则。心肌病最常见的表现就是反复心力衰竭。心功能不全主要病机是心之阳气亏虚，导致血瘀水停。阴阳互根互用，故不要忽视心阴亏虚的存在，尤其是长期应用补气温阳药物后，须防止温热药物耗伤阴液，另外西医利尿药物使用，也加重阴液耗伤。治疗上常用黄芪、人参、炙甘草、云苓以补心气；

麦冬、五味子、生地滋心阴；温通心阳如桂枝、附子等。肾阴肾阳为一身阴阳之根本，故补肾常用仙灵脾、菟丝子、附子、肉桂、熟地、山萸肉等。对血瘀水湿，可用丹参、当归、茯苓、泽泻、葶苈子、北五加皮、益母草等。

医案五：温补心阳，活血强心治疗扩张型心肌病

【医案摘要】

李某，男，36岁，扩张型心肌病。

主诉：胸闷、心慌1年。

现病史：患者去年因心慌胸闷于医院诊为扩心病，经住院治疗好转，持续服用美托洛尔、呋塞米、螺内酯、地高辛、培哚普利等药物。症见：胸闷，心慌，气短，乏力，夜间不能平卧，平素易急易怒，纳呆食少，眠可，二便调。舌暗红，有瘀斑齿痕，苔黄，脉弱。

查体：BP 130/80 mmHg，心肺（－）。心电图示：窦速，左前分支传导阻滞，QRS－T夹角异常，T波改变，左房大。心脏彩超：扩心病，左室收缩舒张功能减低。

中医诊断：心悸　气虚血瘀热毒证

西医诊断：扩张型心肌病

处方：

人参30 g	黄芪30 g	川芎15 g	水蛭6 g
生地15 g	山萸肉12 g	丹参15 g	连翘15 g
半枝莲15 g	炙甘草15 g	五加皮9 g	肉桂9 g
制附子9 g^{（先煎）}	麦冬15 g	五味子12 g	茯苓15 g
泽泻15 g			

14剂，水煎服，日一剂。

二诊：服药可，胸闷、心慌、气短、乏力症状均缓解。纳呆，食少，眠可，二便调。

处方：在上方基础上加用黄连9 g，升麻9 g，柴胡12 g。14剂，水煎服，日一剂。

随访：患者无明显不适。

【按语】

扩张型心肌病的病机根本在于气虚。患者感觉胸闷、心慌、乏力，均

属心气不足所致。后期气虚无以制水，还会出现阳虚水泛，肢体浮肿的情况。因此在治疗过程中，补心气、温心阳应该放在第一位，人参、黄芪、西洋参应用时应以大量为主，有时还可酌情应用附子、肉桂等药物。此外，活血药也是必不可少的，因为活血祛瘀的药物能够改善心脏的血流动力学，增加心脏的微循环，提高心肌代谢，对改善扩心病心肌细胞肥大后的"营养不良"状态有良好的效果。其余如清热解毒、泻肺行水、疏肝理气等治法应依据患者具体情况选用。

医案六：解毒滋阴，活血利水治疗扩张型心肌病

【医案摘要】

邵某某，男，56岁，扩张型心肌病。

主诉：活动后胸闷、气短反复发作10年。

现病史：扩张型心肌病病史10年，房颤4月余。症见：活动后胸闷、气短、乏力，口干，夜间易憋醒，双下肢轻度水肿，纳差，眠不佳，二便调。舌红，苔白腻，脉沉细弱。

心电图：房颤，室内传导阻滞，多源室早，ST-T改变。

中医诊断：喘证　气虚血瘀，热毒水湿内阻证

西医诊断：1. 扩张型心肌病　　2. 永久性房颤　　3. 心功能不全

处方：西洋参15 g　　黄芪45 g　　麦冬15 g　　五味子9 g
　　　生地15 g　　黄连9 g　　丹参15 g　　川芎15 g
　　　水蛭9 g　　茯苓15 g　　泽泻15 g　　车前草15 g
　　　肉桂15 g　　连翘15 g　　半枝莲15 g　　野葛根15 g
　　　三七粉3 g(冲服)　　赤芍15 g　　甘草6 g

水煎服，日一剂，共14剂。

二诊：服药可，胸闷较前好转，服药后腹泻，全身乏力，夜间偶有憋醒。纳一般，眠差，二便调。舌暗红，苔白，脉弦迟。

处方：西洋参15 g　　黄芪60 g　　麦冬15 g　　五味子12 g
　　　葶苈子30 g　　茯苓30 g　　泽泻15 g　　补骨脂15 g
　　　丹参15 g　　红花12 g　　连翘15 g　　半枝莲15 g
　　　羌活15 g　　苏叶12 g　　甘草6 g

水煎服，日一剂，共14剂。

三诊：服药可，仍有气短，活动后明显，仍有脚踝水肿，纳可眠差，二便调。

处方：上方加肉桂9 g，干姜6 g，制附子9 g^(先煎)，车前草15 g。水煎服，日一剂，共14剂。

随访：患者后又继服14剂，仍有气短，但不影响生活。

【按语】

扩张型心肌病的基本病机是气虚血瘀，在此基础上，合并热毒、水湿也很常见。合并热毒者以连翘、半枝莲解毒，水湿则用茯苓、泽泻、车前草利水渗湿，补气则以西洋参、黄芪共用，活血则选野葛根、三七、赤芍。益气活血、解毒除湿为主要治疗原则。二诊时以乏力、腹泻为主症，考虑宗气不升，黄芪加至60 g。三诊时脚踝有水肿，考虑单用利水渗湿药效果不佳，以肉桂、干姜、附子温肾阳，加速水液气化。

医案七：行气活血，滋阴泻热治疗更年期综合征

【医案摘要】

魏某，女，44岁，更年期综合征。

主诉：胸闷、憋气半年。

现病史：患者半年前无明显诱因出现胸闷、憋气，服丹参滴丸症状可缓解，曾做心电图示心律不齐，近日感症状加重。症见：胸闷，憋气，气短，乏力，头晕，发作时汗多、恶心，平素急躁易怒，易惊，易疲劳，纳可，眠一般。舌淡红，苔黄燥，脉沉。

查体：T 36.5 ℃，P 90/分，BP 94/70 mmHg，HR 90次/分，心音尚可，瓣膜杂音（－），肺听诊（－），下肢无浮肿。心电图：大致正常。

中医诊断：郁证　肾气亏虚，肝郁化火证

西医诊断：更年期综合征

处方：

黄芪45 g	麦冬15 g	五味子9 g	生地15 g
山萸肉12 g	仙灵脾15 g	当归12 g	知母15 g
黄柏12 g	丹参15 g	川芎12 g	冰片0.2 g^(冲服)
柴胡15 g	丹皮15 g	栀子9 g	

14剂，水煎服，日一剂。

二诊：服药可，白天胸闷、憋气、头晕减轻，夜间仍有胸闷、憋气，

汗出减少，仍恶心、口干、乏力，易疲劳、易惊，纳可眠一般，二便调。舌红，苔黄，脉沉。

处方：上方加厚朴 12 g，半夏 9 g。14 剂，水煎服，日一剂。

三诊：服药可，胸闷、憋气、头晕减轻，恶心症状不明显，仍感心烦，夜间胸闷、憋气明显，口干，干咳，乏力，易疲劳，易惊。近日感冒，纳可，腹胀，眠差，易醒，大便 3 日一行，偏干，小便调，月经量少。

处方：上方加大黄 6 g，炒枣仁 30 g。14 剂，水煎服，日一剂。

患者未再复诊。1 月后电话随访，诸症皆减轻。

【按语】

更年期综合征常表现心烦、失眠、乏力、烘热汗出、心慌阵作等。病人虽病情多样，感受痛苦，但检查无显著器质性病变。该病属中医情志病的范畴，依其临床表现，多诊断为"郁证""不寐""心悸""百合病""梅核气"等。丁书文教授认为，更年期综合征的病人，年已半百，肾气亏虚，肾阴肾阳皆不足，治疗宜在补肾益气，燮理阴阳的基础上随证加减，多以二仙汤为基础方。

本案病人，年近半百，阴气自半，肾气乃伤，肾亏则肾之阴阳俱不足。肾阴虚、水亏火旺则汗多，烦躁易惊；肾阳虚气化无权则乏力、头晕、易疲劳。水不涵木，肝阴易亏，肝气易郁。肝气郁滞则胸闷、憋气、气短、恶心；气郁化火则急躁易怒。舌红苔黄乃火旺之象，脉沉乃肾亏之征。治以补肾益气，疏肝解郁，清热泻火，以二仙汤合丹栀逍遥散加减。考虑患者气滞血行不畅，易致血瘀，故酌情配伍丹参、川芎、水蛭等活血之品。又患者气虚乏力，则伍以生脉散之变通方——黄芪、麦冬、五味子治疗。

患者二诊症状减轻，仍夜间胸闷、憋气，此乃气机郁证心胸之象，一方面说明辨证准确，另一方面提示理气之剂不足。故在原方的基础上加厚朴、半夏以降气宽胸。三诊诸症继续好转，口干、眠差、便秘乃火旺扰乱神明之征，故治疗在原方的基础上加大黄清热泻火，加炒枣仁安神定志。

医案八：阴阳并补，宁心安神治疗脏躁

【医案摘要】

窦某某，女，56 岁，围绝经期综合征。

主诉：心慌、晨起手胀半月余。

现病史：患者全身关节游走性疼痛 3 月，心慌，晨起手胀半月。头胀，背痛，畏风，小便灼热。舌红，苔白，脉细。

检查：风湿四项（－）。

中医诊断：脏燥　阴阳两虚证

西医诊断：围绝经期综合征

处方：

仙灵脾 15 g	当归 9 g	羌活 15 g	独活 15 g
川芎 9 g	桂枝 9 g	白芍 12 g	生地 15 g
黄芪 30 g	炒枣仁 30 g	夜交藤 30 g	五味子 9 g
甘草 6 g			

14 剂，水煎服，日一剂。

二诊：服药后心慌减，现胃脘闷胀，嗳气则舒，畏风寒，偶有关节痛，头痛，口苦，失眠，纳可，小便有灼热感。舌红，苔薄黄，脉细。

处方：上方去桂枝，加木香 12 g，砂仁 6 g，百合 15 g，防风 12 g，柏子仁 15 g，黄芩 15 g。14 剂，水煎服，日一剂。

三诊：后感缓解，自行停药。停药半月后复感头痛，背痛，胃脘胀，嗳气则舒，畏风寒，晨起咳黄痰，痰黏，口苦，小便有灼热感。舌淡红，苔薄黄，脉滑。

处方：

黄芪 45 g	仙灵脾 15 g	茯苓 15 g	白术 12 g
党参 30 g	补骨脂 15 g	肉桂 6 g	羌活 15 g
杏仁 9 g	连翘 15 g	炒枣仁 30 g	夜交藤 30 g
葛根 15 g	木香 9 g	砂仁 6 g	甘草 6 g

14 剂，水煎服，日一剂。

四诊：服药可，入睡困难，口中有异味，畏寒，小便灼热。舌暗红，边有齿痕，苔白腻，脉弦紧。

处方：

黄连 9 g	黄芩 15 g	黄柏 9 g	连翘 15 g
知母 15 g	甘草 15 g	菊花 15 g	川芎 15 g
葛根 15 g	羌活 15 g	竹叶 12 g	白茅根 15 g

炒枣仁 30 g　　夜交藤 15 g　　　甘草 6 g

14 剂，水煎服，日一剂。

【按语】

患者全身关节痛，小便灼热为阴虚之象，然畏风、脉细为阳虚之象，用药时当阴阳并补且不可过。仙灵脾、桂枝温阳，白芍、生地养阴，黄芪补气，枣仁、夜交藤安神。二诊口苦，去桂枝，加木香、砂仁固护中焦，黄芩理气清热，百合滋阴，防风祛风。三诊仍现寒热错杂，因此寒热并用，但因热象更著，仍以清热药为主。四诊热象更重，换黄连解毒汤清热解毒。

医案九：清热平肝，疏散风火治疗高脂血症

【医案摘要】

隗某，女，72 岁，高脂血症。

主诉：头痛多年，加重数月。

现病史：患者头痛多年，近几月加重，时有头晕，平素血压110/70 mmHg。现头痛、头晕，纳眠可，二便调。舌红，苔黄腻，脉弦。既往高脂血症病史 21 年。

查体：血压 130/70 mmHg。HR 65 次/分，心音尚可，瓣膜杂音（－），双肺听诊（－），下肢无浮肿。胆固醇：8.73 mmol/L。

中医诊断：头痛　肝火上炎证

西医诊断：高脂血症

处方：制首乌 15 g　　枸杞 15 g　　菊花 15 g　　丹参 15 g
　　　黄芩 15 g　　　防风 12 g　　决明子 15 g　　甘草 6 g

7 剂，水煎服，日一剂。

二诊：头痛减轻，左侧颧骨部有麻木感，纳眠可，大便稀，日 2～3 次一行。舌红，苔黄腻，脉滑。

处方：上方加水蛭 6 g，羌活 12 g，泽泻 30 g。14 剂，水煎服，日一剂。

患者未再复诊。电话随访，患者症状消失。

【按语】

高脂血症乃血液脂质代谢紊乱所致，按照其临床表现，常归属中医的

"眩晕""头痛""虚劳""郁证""胸痹"等的范畴。中医辨治分型多为脾虚痰浊、肝郁化火、脾肾双亏、气滞血瘀等。本案病人，初诊以头痛为主，伴头晕，舌红，苔黄腻，脉弦。辨证为肝火上炎。肝体阴而用阳，其气酷烈，易上犯，肝经火气上逆，故见上述症状。治疗以清热平肝，疏散风火为主。方中菊花、黄芩、防风、决明子清肝泻火，疏散肝经风热；制首乌、枸杞养阴平肝；丹参清热活血；甘草调和诸药。患者二诊颞部麻木，舌红，苔黄腻，脉滑，辨证为肝经风热携痰，闭阻经络。治疗在上方的基础上配伍水蛭、羌活搜风通络，并以泽泻豁痰泄浊。本案配伍工整，方简效宏，收效显著，堪称治疗肝经风火头痛之典范。非独高脂血症，其他病变，凡属肝火上炎者，皆可以此为纲，加减应用。

医案十：健脾化痰，理气降脂治疗高脂血症

【医案摘要】

徐某某，男，33岁，高脂血症。

主诉：持续性胸闷3月余。

现病史：3个月来持续性胸闷，偶有胸痛、背痛，易感冒，口干，舌根发凉，劳累后有早搏，咳嗽，有白色痰，小便有泡沫，大便不成形，纳可，眠一般。舌暗，苔少，脉弦细。

检查：低密度脂蛋白4.05 mmol/L。

中医诊断：胸痹　阴阳失和证

西医诊断：高脂血症

处方：

黄芪30 g	麦冬15 g	五味子9 g	生地15 g
黄柏12 g	牛膝15 g	肉桂9 g	白芍15 g
杏仁9 g	苏叶15 g	川芎15 g	冰片0.2 g$^{(冲服)}$
炒枣仁30 g	木香15 g	甘草9 g	

水煎服，日一剂，共14剂。

二诊：服药可，胸背胀痛，乏力，气短，食欲不振，大便不成形。舌红，苔薄白，脉弦滑。

处方：

柴胡15 g	当归12 g	白芍12 g	茯苓15 g
黄芩15 g	丹皮15 g	栀子15 g	杜仲15 g
厚朴12 g	枳壳9 g	砂仁6 g	山楂15 g

黄柏 9 g	炙甘草 6 g		

14 剂，水煎服，日一剂。

三诊：服药好转明显，现胸背胀痛基本不发作，腹胀，大便不成形。舌红，薄白苔，脉弦滑。

处方：

茯苓 15 g	白术 15 g	白扁豆 30 g	陈皮 9 g
山药 15 g	莲子心 9 g	砂仁 9 g	薏苡仁 30 g
泽泻 15 g	黄芩 15 g	丹皮 15 g	栀子 15 g

14 剂，水煎服，日一剂。

【按语】

患者属高低密度脂蛋白血症。发病年龄较轻，且有不良嗜好，日久耗气伤阴，形成高脂血症。丁书文教授辨治时并没有一味地用山楂、草决明等降脂类中药，而是从病本出发，养阴、活血、理气、宣肺同治。二诊时，患者诉胸背胀痛为主，考虑以气滞为主，遂以柴胡疏肝散加减为主方，加清热之黄芩、丹皮、栀子等。三诊时继续调整方药，采用参苓白术散加减。参苓白术本为脾虚所设，高脂血症恰为脾虚不运，采用参苓白术，乃是治病求本。

医案十一：祛风通络，调和营卫治疗脑梗死后遗症

【医案摘要】

刘某，男，76 岁，脑梗死后遗症。

主诉：面部蚁行感、麻木 4 个月。

现病史：患者脑梗病史 7 年。近 4 个月来出现面部蚁行感、麻木，伴有全身皮肤阵发瘙痒、麻木，纳眠一般，二便调。舌红，苔黄，脉细。无高血压、冠心病、糖尿病病史。

查体：BP 140/70 mmHg，心肺（－）。心脏彩超示：左室收缩功能下降，二尖瓣三尖瓣返流（轻度），左右冠瓣退行性变。

中医诊断：麻木 风气内生，络脉不通证

西医诊断：脑梗死后遗症

处方：

黄芪 45 g	当归 12 g	丹参 15 g	川芎 15 g
络石藤 15 g	水蛭 6 g	桂枝 12 g	白芍 12 g
羌活 15 g	红花 12 g	防风 12 g	桑枝 15 g

生甘草 6 g

15 剂，水煎服，日一剂。

二诊：病症同前，纳眠可，二便调。遇风则周身皮肤瘙痒，面部蚁行感。舌暗红，苔薄白，脉沉弱。

处方：上方加制附子 12 g（先煎），吴茱萸 9 g。14 剂，水煎服，日一剂。

三诊：服药后仍有下肢发凉，全身发痒，面部蚁行感，遇风加重，纳眠可，二便调。舌暗红，苔白滑，脉细。

处方：上方继服 14 剂，水煎服，日一剂。

随访：全身发痒及面部蚁行感基本消失。

【按语】

肌肤蚁走感多数是由气血俱虚，经脉失于濡养，或气血凝滞，经络失畅，或寒湿痰瘀留阻脉络，引发内风所致。《杂病源流犀烛·麻木源流》："麻木，风虚病亦兼寒湿痰血病也。麻，非痒非痛，肌肉之内，如千万子虫乱行，或遍身淫淫如虫行有声之状，按之不止，搔之愈甚，有如麻木之状。木，不痒不痛，自己肌肉如人肌肉，按之不知，掐之不觉，有如木之厚。"《医学准绳·麻木》："麻属痰属虚；木则全属湿痰死血，一块不知痛痒，若木然是也。"丁书文教授辨治这一类疾病时也多从内风立论，以祛风通络活血为大法。祛风药应用时也有不同，如蚁行感之类的异常感觉病位偏表，可用防风、络石藤之类走表的祛风药。对于肢体颤动、口眼歪斜之类病位偏里的病症，可用僵蚕、蜈蚣等走里的祛风药。

医案十二：祛风活血，清热解毒治疗脑动脉硬化

【医案摘要】

张某某，女，60 岁，脑动脉硬化。

主诉：头痛、乏力 2 年，加重 1 月。

现病史：2 年来常感头痛、乏力，颈部不适，余无明显不适。近一月因烦劳加重。舌淡紫，苔薄干，脉沉弦。

中医诊断：头痛　风阳上扰，瘀血阻滞证

西医诊断：脑动脉硬化

处方：川芎 30 g　　　当归 12 g　　　野葛根 30 g　　　白芷 15 g

羌活 12 g　　　黄芩 15 g　　　黄连 9 g　　　　何首乌 15 g

水蛭 3 g

14 剂，水煎服，日一剂。

二诊：头痛明显减轻，诸症好转。舌淡紫，苔薄，脉弦。

处方：上方加钩藤 30 g。14 剂，水煎服，日一剂。

三诊：症状基本消失，舌淡红，苔薄，脉弦。续方 6 剂，水煎服，日一剂。巩固疗效。

【按语】

患者女性，逾半百而阴气自半，阳气易胀，风阳上扰，血瘀于上不通则痛。劳则气胀，故劳则加重。舌淡紫、苔薄干、脉沉弦为阳亢于上，血瘀不畅之象。本病辨证为头痛，证属风阳上扰，瘀血阻滞。治疗上以祛风、活血化瘀、养血为主，予芎归丸加减。方中川芎、野葛根、当归、水蛭活血通脉，其中当归亦有养血之效，川芎乃为血中气药，通行十二经脉，故相合为用，活血而不伤血；《内经》云"诸风掉眩皆属于肝"，故风阳上扰，肝木不调，与羌活以散之，白芷以柔之，且白芷可止头痛；所谓"阳盛者热""火为热之甚"，故用黄芩、黄连以清热毒，以折肝火；患者久病气血不足，与何首乌养血益精。

医案十三：破血逐瘀，潜阳降逆治疗脑供血不足

【医案摘要】

王某某，男，70 岁，眩晕。

主诉：眩晕 1 月。

现病史：患者 1 月前开始步行不稳、眩晕，脑血流图示后循环供血不足。乏力，气短，纳可，眠一般，二便调。舌红，苔薄白，脉弦。

中医诊断：眩晕　气虚血瘀证

西医诊断：1. 后循环供血不足　　2. 冠心病　　3. 失眠证

处方：黄芪 30 g　　丹参 15 g　　　川芎 12 g　　　元胡 15 g

水蛭 9 g　　　莪术 9 g　　　决明子 15 g　　木香 12 g

砂仁 6 g　　　炒枣仁 15 g　　甘草 6 g　　　钩藤 15 g

14 剂，水煎服，日一剂。

二诊：服药可，头晕减，走路不稳。心电图示：V3 - V4 导联 T 波低

平。舌红，苔黄，脉弦细。

检查：冠脉 CT 示冠脉多发狭窄。

处方：

黄芪 30 g	麦冬 15 g	五味子 9 g	丹参 15 g
川芎 15 g	水蛭 6 g	冰片 0.2 g(冲服)	莪术 9 g
半枝莲 15 g	钩藤 15 g	决明子 15 g	炒枣仁 30 g

14 剂，水煎服，日一剂。

三诊：心前区阵发性刺痛，偶有发作，持续 5 分钟，含服硝酸甘油可缓解。血压最高 150/95 mmHg。发作时头胀，口干欲饮，纳可眠差。舌红，苔薄黄，脉沉弦。

处方：上方钩藤改 30 g，加白蒺藜 15 g，夜交藤 30 g，紫石英 15 g。14剂，水煎服，日一剂。

四诊：心前区有跳动感，眠差，多梦，头晕，纳眠可，二便调。舌暗红，胖大，苔薄白，脉弦。

处方：

黄芪 30 g	麦冬 15 g	五味子 9 g	丹参 15 g
川芎 15 g	水蛭 9 g	元胡 15 g	野葛根 15 g
羌活 15 g	钩藤 30 g	决明子 15 g	黄连 9 g
炒枣仁 30 g	甘草 9 g		

14 剂，水煎服，日一剂。

随访：患者诸症缓解。

【按语】

眩晕一证除实证外，亦可见虚证，本案患者以气虚为本，血瘀为标，黄芪补气，丹参、川芎、元胡、水蛭、莪术破血消瘀，木香、砂仁醒脾和胃，炒枣仁宁心，钩藤清热。二诊冠脉 CT 显示多发狭窄，考虑热毒结心，加半枝莲解毒。三诊时心绞痛频发，加白蒺藜祛风，夜交藤、紫石英宁心安神。四诊仍以气虚血瘀为本，坚持原有的治疗原则，获效。

医案十四：滋阴补肾，解毒安神治疗自主神经功能紊乱

【医案摘要】

韩某，男，46 岁，自主神经功能紊乱。

主诉：背痛、心慌 2 月余。

现病史：患者既往健康，2 个月前劳累后出现心慌、背痛，饭后发作，

时胸闷、气短、头晕，背部冷凉，腰膝酸软，心烦易怒，畏寒。咽部阻塞感，痰黏难以咳出。乏力，口干，纳可，多梦，二便调。舌红，苔黄腻，脉细弱。

查体：血压正常，HR 72 次/分，心音尚可，A2 > P2，心脏杂音（-），两肺未闻及杂音，双下肢无浮肿。

中医诊断：胸痹 肾阳亏虚，心肾不交证

西医诊断：自主神经功能紊乱

处方：熟地 15 g　　茯苓 15 g　　泽泻 30 g　　山萸肉 12 g

　　　肉桂 9 g　　制附子 9 g^{（先煎）}　浮小麦 30 g　　炙甘草 15 g

　　　厚朴 12 g　　炒枣仁 30 g　　豨莶草 15 g　　野葛根 15 g

　　　大枣 10 枚

7 剂，水煎服，日一剂。

二诊：症状改善明显，气短，夜间心跳快，怕冷，入睡难。胸闷背冷，时头痛，眼花。舌红，苔薄白，脉细。

处方：上方加黄连 9 g，枸杞 15 g，羌活 12 g，琥珀粉 2 g^{（冲服）}。14 剂，水煎服，日一剂。

三诊：胸闷气短较前改善，心慌、怕冷减轻，眠少，眼花。舌红，苔白，脉细弱。

处方：一诊处方加黄芪 45 g，羌活 15 g，制首乌 30 g，女贞子 15 g。14 剂，水煎服，日一剂。

【按语】

对于自主神经功能紊乱的治疗，中医药是首选。很多西药，诸如安定等药物虽然可以在短期治疗内起到一定的效果，但也潜伏一定的危害性，不但会损害自主神经功能紊乱患者的记忆功能，影响大脑，同时会引起药物的依赖性、成瘾性，一旦停药后，病情容易反复发作，长此以往反而会加重病情。自主神经功能紊乱一病病机属于本虚标实，本虚主要是肾虚，标实则可见痰浊、瘀血、气虚、气滞、血虚等。遣方用药时应从补肾入手，痰浊者祛痰，血瘀者活血，气虚则补气，气滞则理气，血虚则补血。如遇失眠或焦虑症状较重者，可适当配合西药治疗，待症状稳定后再减药。

本案自主神经功能紊乱，证属肾阳亏虚，心肾不交。患者操劳日久，耗伤肾气，久则伤及肾阳，肾阳不足失于温煦，故畏寒、腰膝酸软。肾阳不能温煦心阳，心肾不交，故胸闷气短、心烦易怒、多梦。治宜温补阳肾，宁心安神，方用金匮肾气丸加减。肾阴肾阳互根互用，"擅补阳者，当于阴中求阳，阳得阴助则生化无穷"，故温补肾阳亦不忘配伍滋补肾阴之品。

医案十五：活血逐瘀，行气解毒治疗自主神经功能失调

【医案摘要】

张某，男，36岁，自主神经功能失调。

主诉：心慌、憋气反复发作半年。

现病史：患者近半年反复发作心慌、憋气，伴有嗝气，入睡困难，口干，饮食时口舌疼痛。舌暗，苔薄白，有裂纹，脉弦滑。

中医诊断：心悸　中气上逆证

西医诊断：自主神经功能紊乱

处方：	黄芪30 g	麦冬15 g	五味子6 g	木香12 g
	厚朴12 g	半夏6 g	降香9 g	丹参15 g
	川芎12 g	炒枣仁30 g	元胡15 g	生地12 g
	连翘15 g	水蛭6 g	甘草9 g	

14剂，水煎服，日一剂。

二诊：劳累后仍感憋气、心慌，嗝气，口干，纳眠差。舌淡胖，苔燥，脉弦细。

处方：	黄芪30 g	麦冬15 g	五味子9 g	生地15 g
	黄连9 g	野葛根15 g	丹参15 g	川芎9 g
	水蛭9 g	木香12 g	厚朴15 g	炒枣仁30 g
	夜交藤30 g	紫石英15 g	连翘15 g	生石膏15 g
	知母15 g	生甘草9 g		

14剂，水煎服，日一剂。

三诊：服药可，偶感心慌、憋气，嗝气，入睡困难，二便正常。舌淡，苔薄白，脉弦。

处方：	黄芪30 g	麦冬15 g	五味子9 g	生地15 g
	黄连9 g	钩藤15 g	白芍15 g	野葛根15 g

| 丹参 15 g | 水蛭 6 g | 木香 9 g | 厚朴 12 g |
| 白术 6 g | 甘草 6 g | | |

14 剂，水煎服，日一剂。

【按语】

患者心慌、憋气，考虑气机上亢，以木香、厚朴、半夏、降香行气降气，丹参、川芎、元胡、水蛭活血化瘀，生地、连翘清热。二诊时配以野葛根、丹参、川芎、水蛭活血祛瘀，枣仁、夜交藤、紫石英补心气安神，连翘、石膏、知母滋阴清热解毒。三诊时心慌、嗝气，以生地、黄连、钩藤清热解毒，葛根、丹参、水蛭活血，木香、厚朴行气。该患者的主要治则为益气活血解毒。

医案十六：滋阴补肾，活血安神治疗汗证

【医案摘要】

孙某某，男，34 岁，汗证。

主诉：胸闷、盗汗反复发作 3 月。

现病史：患者近 3 月胸闷、盗汗，伴有耳鸣，手足烦热，多汗，偶有夜间憋醒，易疲劳，纳可，眠差，小便正常，大便不成形。舌淡红，苔薄白，脉滑。

检查：血压 120/90 mmHg。

中医诊断：汗证 阴虚火旺证

西医诊断：自主神经功能失调

处方：生地 12 g	山萸肉 9 g	茯苓 15 g	泽泻 15 g
丹皮 15 g	知母 15 g	黄柏 15 g	生牡蛎 30 g
白蒺藜 15 g	菊花 15 g	丹参 15 g	川芎 15 g
炒枣仁 30 g	夜交藤 30 g	紫石英 15 g	甘草 6 g

14 剂，水煎服，日一剂。

二诊：服药可，盗汗仍较重，手足热，多汗，心烦心慌，纳眠可，易疲劳。舌淡红，苔薄白，脉滑。

处方：生地 15 g	黄连 9 g	黄芩 15 g	黄柏 15 g
栀子 15 g	丹皮 15 g	生牡蛎 30 g	黄芪 30 g
丹参 15 g	川芎 15 g	白薇 15 g	青蒿 15 g

甘草 6 g   炒枣仁 30 g

14 剂，水煎服，日一剂。

三诊：服药可，盗汗明显减轻，夜间易惊醒，伴心慌，纳一般，眠差，二便调。舌淡红，苔薄白，脉滑。

处方：上方加柏子仁 30 g，龙骨 30 g，桔梗 15 g。水煎服，日一剂，共 14 剂。

随访：患者服药后出汗基本缓解，不影响生活。

【按语】

患者盗汗、耳鸣、多汗，辨证为肾阴虚火旺证，以六味地黄汤为主方，加知母、黄柏、菊花滋阴清热，丹参、川芎活血祛瘀，炒枣仁、夜交藤、紫石英安神。二诊时主诉多汗，换当归六黄汤滋阴敛汗，加丹参、川芎活血祛瘀，白薇、青蒿滋阴润燥，枣仁安神。三诊时诉夜间易惊醒，考虑心不藏神，加柏子仁、龙骨宁心安神，加桔梗起引药上行的作用。

医案十七：补肾活血，养心解毒治疗先心病修补术后

【医案摘要】

刘某某，女，65 岁，频发房早，先心病修补术后。

主诉：阵发性心慌 1 年。

现病史：阵发性心慌 1 年，2002 年行房室隔修补术后，出现房扑、房颤，复律。于 1 年前查体时，EKG 示：频发房早，不完右。症见：阵发性心慌，气短，嗝气，活动后觉舒，纳眠可，二便调。舌暗，苔黄腻，脉结代。

检查：心脏彩超示二尖瓣前叶脱垂返流、肺动脉高压。心电图示频发房早。

中医诊断：心悸   气虚血瘀，痰热互结证

西医诊断：心律失常   频发房早

处方：黄芪 45 g   麦冬 15 g   乌贼骨 9 g   生地 15 g
      山萸肉 15 g   丹参 15 g   川芎 15 g   黄连 9 g
      青蒿 15 g   苦参 9 g   甘松 9 g   炙甘草 15 g
      紫石英 15 g

二诊：心慌较前减轻，咳嗽，咯白痰量少，乏力，纳眠可，小便调，

大便稀。舌暗淡，苔黄，脉结代。

处方：黄芪 45 g   麦冬 15 g   乌贼骨 9 g   生地 15 g

        山萸肉 15 g   丹参 15 g   川芎 15 g   黄连 9 g

        青蒿 15 g   苦参 9 g   甘松 9 g   炙甘草 15 g

        紫石英 15 g   杏仁 9 g   苏叶 12 g   厚朴 9 g

        水蛭 6 g

14 剂，水煎服，日一剂。

三诊：心慌、咳嗽好转，现仍咽部不适，与心慌相关，咳少量白痰，后背胀痛较前加重，口干减轻。纳眠可，二便调。舌暗，苔黄，脉结代。

处方：黄芪 45 g   麦冬 30 g   五味子 9 g   生地 15 g

        厚朴 9 g   苏叶 12 g   半夏 6 g   连翘 15 g

        牛蒡子 12 g   杏仁 9 g   野葛根 15 g   羌活 15 g

        防风 9 g   柴胡 15 g   白芍 15 g   生甘草 6 g

14 剂，水煎服，日一剂。

随访：患者症状基本消失。

【按语】

患者素有痼疾，2002 年行房室隔修补术。因多年来失治，耗伤心气，心主血脉，心气不足，无力行血，血留而成瘀；气虚失运，津液不布则聚湿成痰；痰瘀互结，阻于脉中，则脉气不得顺接，不得养心，发为心悸、心慌。患者感阵发性心慌、气短，活动后觉舒，这是丁书文教授辨"不通"的一个依据之一。"不通"有很多病机，由本案情况来看，属于痰、瘀阻于脉道所致的不通。而形成痰、瘀的根本在于气虚，故治疗时仍以益气为根本，采用黄芪二号方加减。二诊中患者仍诉咳嗽，证明肺气不宣，肺主气，与宗气关系密切，故临证时也应兼顾。"痰"在本案中属于无形之邪，阻于脉道，脉络不通，引发心悸之证。在本案中，痰是贯穿始终的病机，但一开始并未见明显热象，后来则出现了痰热郁闭之征，由此可见痰最易化热，在治疗的过程中要注意痰热是否伤阴、何时伤阴。

医案十八：理气醒脾，宽中降逆治疗胃脘痛

【医案摘要】

王某某，女，46 岁，胃脘痛。

主诉：剑突下烧灼感1月余。

现病史：患者胃中烧灼感，无返酸，偶有胃痛，小腹冷凉，口苦，舌涩，口干，多饮，畏寒，乏力，全身痛，纳可眠一般，二便调，喜叹息，心烦焦虑。舌暗，苔黄厚腻，脉弦。

动态心电图：1. 偶发室上早、短阵房速；2. ST段轻度压低。

中医诊断：1. 胃脘痛　阴虚火旺　　2. 郁证

西医诊断：1. 慢性胃炎　　2. 焦虑抑郁状态

处方：

黄芪30 g	麦冬15 g	连翘15 g	地丁15 g
炒小茴15 g	元胡15 g	柴胡15 g	木香12 g
厚朴15 g	炒枣仁30 g	川芎15 g	丹参15 g
甘草6 g	紫石英15 g		

14剂，水煎服，日一剂。

二诊：病史同前，仍胃痛，情绪激动加重，心前区不适时心跳加快，进食脂肪类食品时胃灼热、返酸，右侧小腹时感隐痛。舌暗，苔黄厚腻，脉弦。

处方：

黄芪30 g	麦冬15 g	连翘15 g	蒲公英15 g
黄连9 g	木香12 g	厚朴12 g	半夏9 g
白术12 g	牛蒡子15 g	炒枣仁30 g	乌贼骨30 g

水煎服，日一剂，共14剂。

三诊：服药可，自感心率加快，月经量少，色黑，有血块，大便不成形。舌红，苔白厚，脉弦。

处方：上方去牛蒡子，加地丁15 g，红花12 g，赤芍12 g，大黄6 g。14剂，水煎服，日一剂。

四诊：服药可，偶心慌，余无不适。舌红，苔白厚，脉弦。

处方：上方去大黄，加龙骨30 g，牡蛎30 g。14剂，水煎服，日一剂。

随访：不影响生活。

【按语】

患者口干口苦，多饮，心烦易怒，属阴虚火旺证。阴虚津液不能上承，故口干，胃阴不足，故胃中有烧灼感，喜叹息为肝气不舒。以滋阴清热活血为主要治则。麦冬滋阴，柴胡、木香、厚朴行气理气，川芎、丹参、元胡活血。二诊时胃灼热、返酸，加乌贼骨制酸止痛。按照丁书文教授思路，心率快辨为热毒结心，因此二诊时以连翘、蒲公英、黄连解毒清热，三诊时更加地丁、大黄泻热。四诊时诉心慌，以龙骨、牡蛎宁心敛神。

医案十九：温中理脾，阴阳双补治疗胃脘痛

【医案摘要】

陈某某，女，51岁，胃脘痛。

主诉：胃中嘈杂不适1月余。

现病史：患者后背疼痛2－3年，现胃中嘈杂，嗳气，面色暗淡，口苦，头晕，怕风怕冷，后背发紧，易感冒，有白痰，纳眠可，二便调。唇紫暗，舌体胖大，有齿痕，苔白腻，脉沉。

检查：1. 胃镜，食道炎、疣状胃炎、十二指肠炎；2. 心电图，T波改变。

中医诊断：胃脘痛　中阳不足证

西医诊断：1. 胃炎　　2. 白细胞减少

处方：

黄芪30 g	白术15 g	茯苓15 g	木香9 g
蒲公英15 g	连翘15 g	元胡15 g	白及12 g
炒小茴12 g	防风12 g	竹叶12 g	黄柏12 g
当归12 g	肉桂6 g	甘草6 g	大枣5个

14剂，水煎服，日一剂。

二诊：服药可，晨起口苦，胃中嘈杂不适、有堵塞感，有少量白痰，头晕明显好转，纳眠可，二便调。舌淡红，苔薄白，脉沉数。

处方：

半夏9 g	茯苓15 g	白术15 g	木香12 g
砂仁6 g	蒲公英15 g	连翘15 g	白及12 g
厚朴12 g	苏叶12 g	丹参15 g	黄芪30 g
甘草6 g			

14剂，水煎服，日一剂。

三诊：诸症缓解，胃中不适，不能进食寒凉，偶胃痛，晨起偶有咳白痰，纳眠可，小便可，大便干。舌淡红，苔薄白，脉沉数。

处方：

半夏9 g	茯苓15 g	白术9 g	黄连9 g

蒲公英 15 g　　干姜 6 g　　　黄芪 30 g　　　杏仁 6 g

苏叶 12 g　　　羌活 12 g　　　当归 9 g　　　阿胶 11 g^(烊化)

肉桂 6 g　　　炙甘草 9 g　　　大枣 5 个

14 剂，水煎服，日一剂。

【按语】

患者胃中嘈杂，嗳气，面色暗淡，考虑中阳不足，失于温煦；头晕为中阳不足，阳气不升；怕风怕冷，后背发紧，易感冒，考虑表阳气不足，失于固摄。拟方以黄芪、白术、茯苓培补中气；木香行气，使补而不滞；蒲公英、连翘清解热毒；元胡、白及、小茴止中脘之痛；防风、竹叶为轻清之品，肉桂为辛温之品，防苦寒之品伤胃。二诊时诉胃中有堵塞感，考虑中焦有痰热，以二陈汤为底方，木香、砂仁行气，蒲公英、连翘清热解毒，厚朴、苏叶宽中，丹参活血，黄芪益气升阳。三诊时诉胃中不能进凉食，考虑中焦有虚寒之邪，加阿胶、干姜、肉桂温中阳，黄芪补中气，意在通补兼施。